BASISWISSEN: Umgang mit Borderline-Patienten

Psychiatrie Verlag

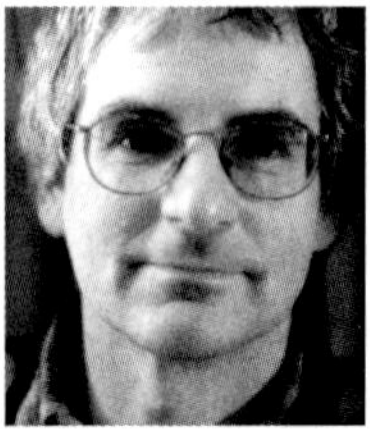

Ewald Rahn, Jahrgang 1952, Arzt für Nervenheilkunde und Psychotherapeut, ist stellvertretender Leiter der Westfälischen Klinik in Warstein. Er veröffentlichte bereits mehrere Bücher und schrieb gemeinsam mit Angela Mahnkopf das *Lehrbuch Psychiatrie für Studium und Beruf*.

Ewald Rahn

BASISWISSEN: Umgang mit Borderline-Patienten

Psychiatrie Verlag

Die Reihe *Basiswissen* wird herausgegeben von:
Michaela Amering, Ilse Eichenbrenner, Hiltrud Kruckenberg,
Michael Eink, Klaus Obert und Wulf Rössler

Ewald Rahn
Basiswissen: Umgang mit Borderline-Patienten
Basiswissen 3
1. Auflage der Neuausgabe 2010
ISBN 978-3-88414-497-8

Weitere Bücher zu psychiatrischen Störungen finden Sie im Internet:
www.psychiatrie-verlag.de

Die Deutsche Bibliothek verzeichnet diese Publikation
in der Deutschen Nationalbibliografie; detaillierte bibliografische
Daten sind im Internet über http://dnb.ddb.de abrufbar.

Manuskriptberatung: Hans Gunia, Darmstadt
Lektorat: Uwe Britten, textprojekte, Geisfeld
Umschlaggestaltung: Iga Bielejec, Nierstein,
unter Verwendung einer Fotografie von Katja Ullmann, Berlin
Typografie und Satz: Iga Bielejec, Nierstein
Druck und Bindung: Kessler Druck + Medien, Bobingen

Erschreckte Distanz, erstaunte Anziehung – Vorbemerkung

Es existieren verschiedenste psychiatrische und psychotherapeutische Kontexte und Einrichtungen, in denen Berufsanfänger Borderline-Patienten begegnen, nämlich nicht nur in einer Klinik, sondern auch in Begegnungsstätten, Wohnheimen, Beratungsstellen oder Werkstätten. Da die Borderline-Störung oft zusammen mit anderen Störungen auftritt, ist die Begegnung mit den Betroffenen im Rahmen der Behandlung von Sucht, Essstörungen, Depressionen und anderen Erkrankungen kein Zufall, sondern eher wahrscheinlich.

Viele Berufsanfänger begegnen der Borderline-Störung zunächst vor allem in Form von Geschichten und Vor-Urteilen. So gelten Borderline-Patientinnen und -Patienten als besonders schwierig im Umgang und geradezu unberechenbar. Ihnen geht der Ruf voraus, sich schnell in Auseinandersetzungen zu verwickeln, Helfer in großer Menge zu »verschleißen« und Grenzsetzungen nicht zu akzeptieren. Junge Helferinnen und Helfer werden entsprechend vor dem Umgang mit Borderline-Patienten gewarnt und dazu ermahnt, besonders vorsichtig zu sein. Oft sind die Geschichten dramatisch und der Zuhörer erkennt, dass es bei der Borderline-Störung vor allem um eines geht: um *heftige Emotionen*.

Gleichzeitig ist es nicht einfach, sich der seltsamen Faszination zu entziehen, die von diesen Geschichten ausgeht. Lässt man sich einmal auf dieses Thema ein, so gibt es kaum ein Entrinnen. Berufsanfänger sind somit häufig hin und her gerissen zwischen erschreckter Distanz und erstaunter Anziehung.

Dieses Wechselbad der Emotionen und die damit verbundene Widersprüchlichkeit sind sicherlich zentrale Aspekte der Borderline-Störung.

Damit weist das Borderline-Problem, wie übrigens alle psychischen Störungen, auf Grundfragen des menschlichen Lebens hin, denen sich der Helfer öffnen muss. Bei der Borderline-Störung könnten diese Fragen lauten:

Wie gehe ich mit meinen inneren Gegensätzen um? Welche Rolle spielen bei mir Gefühle im Umgang mit mir selbst und anderen Menschen? Es ist leicht auszumachen, dass diese Fragen nicht einfach zu beantworten sind. Der Umgang mit Borderline-Patienten stellt somit auch für Helferinnen und Helfer eine Grenzerfahrung dar. Doch auch das gilt eigentlich für alle psychischen Erkrankungen, etwa für den Umgang mit dementen, depressiven oder psychotischen Personen.

Weil auch Borderline-Patienten existenzielle Grundfragen aufwerfen und dem Helfer ein Entrinnen nicht gestatten, führt der Umgang mit Borderline-Patienten zu einem Lernprozess bei den Helfenden. Diese Erfahrung werden viele bestätigen können, die sich mit Borderline-Patienten auseinandergesetzt haben. Nicht wenige werden sogar von sich behaupten können, dass gerade im Umgang mit diesen Patientinnen und Patienten die persönlichen Lernschritte besonders groß waren, insbesondere bei der Gestaltung helfender, therapeutischer Beziehungen.

Dies alles erklärt aber noch nicht die zunehmende Aufmerksamkeit für die Borderline-Störung. Zwei weitere Gründe dürften eine Rolle spielen:

Die Borderline-Störung wird immer wieder mit *Verletzungen* (Traumatisierungen) in Verbindung gebracht, vor allem Verletzungen, die sich Menschen gegenseitig oder selbst zufügen. Unweigerlich stößt man bei diesen Überlegungen zu der Frage nach Opfern und Tätern und damit nach der ethischen Verantwortung des Menschen in Beziehungen. Diese Frage hat aber auch eine grundlegende Bedeutung für helfende Beziehungen. Hilfe kann fördernd, aber auch lähmend, erwünscht, aber auch ablehnend, für den Helfer befriedigend, aber auch demütigend sein.

In der psychiatrischen Versorgung ist dieses Problem lange Zeit durch eine bevormundende (paternalistische) Herangehensweise »gelöst« worden.

Zielgruppen waren vor allem jene, die tatsächlich oder vermeintlich hilflos waren und deren Krankheit zu einer mehr oder weniger ausgeprägten Aufhebung der Autonomie führte. Widerstand gegen Behandlungsmaßnahmen wurde auf diesem Weg schnell zur »Uneinsichtigkeit« (Non-Compliance) deklariert. Tatsächlich gibt es in der Psychiatrie auch heute viele Probleme, die nur gelöst werden können, wenn Helfende weitestgehend die Verantwortung für die Beziehung übernehmen. Selbstverständlich ist dabei die Gefahr des Missbrauchs groß.

Die Entdeckung der Bedeutung der therapeutischen Beziehung, die Würdigung und das Verständnis des subjektiven Standpunktes der Betroffenen, das einfühlsame Eingehen auf die Nöte des kranken Menschen (Empathie) – alles das waren wichtige Errungenschaften, um den Missbrauch zu begrenzen und zu einem erweiterten Verständnis des Erkrankten (und nicht nur der »Krankheit«) zu kommen. Damit ist aber nicht automatisch die Abkehr von einer paternalistischen Haltung verbunden.

Gerade im Arbeitsfeld Psychotherapie hat es die radikalste Abkehr vom paternalistischen Modell gegeben. Die Freiwilligkeit eines informierten Patienten (»informed consent«) wurde als Grundvoraussetzung für die psychotherapeutische Hilfe formuliert. Die Therapeutinnen und Therapeuten werden so zu Dienstleistern, der »Patient« wird zum »Kunden«.

Die Betroffenen bewegen sich auf der Grenze zwischen dem paternalistischen und dem Dienstleistungsmodell, jedenfalls jene, denen es nicht unbedingt möglich ist, einen klaren Behandlungsauftrag zu erteilen, die aber auch nicht bereit sind, den Forderungen der Helfer ohne Weiteres zu folgen, ihnen sogar Widerstand entgegensetzen. In solchen Fällen bleibt nichts anderes übrig, als die Helfer-Patient-Beziehung *auszuhandeln*.

Dieses Aushandeln des Beziehungsrahmens kennzeichnet das Verhältnis zu Borderline-Patienten in besonderer Weise. Es ist nicht verwunderlich, dass sich gerade Helfer mit einem positiven Berufsbild oft mit diesem Verhandlungsmodell schwertun, denn es ist nicht einfach, zugewandt und »empathisch« zu bleiben, wenn man sich gleichzeitig von dem Patienten angegriffen und abgewertet fühlt. Auch kann es für den Helfer einen Konflikt darstellen, sich um den Patienten zu sorgen und gleichzeitig klare Forderungen an ihn zu stellen.

Das vorliegende Buch wendet sich vor allem an jene, die sich bislang noch nicht umfassend mit der Borderline-Störung beschäftigt haben und die sich einen übersichtlichen Einblick über das Thema verschaffen wollen, um im Alltag dem Umgang mit Borderline-Betroffenen gewachsen zu sein. Das Buch ersetzt selbstverständlich keine umfassende Einführung in die Psychotherapie der Borderline-Störung, soll jedoch zu einer weiteren Beschäftigung mit dem Thema einladen und befähigen.

Die Bereitstellung von Informationen, die Vermittlung von Wissen und Erfahrungen sowie die Darstellung von möglichen Umgangsformen erhöhen die Sicherheit in der Beziehung mit den betroffenen Menschen. Sicherheit ist aber nur ein Aspekt professionellen Umgangs mit den Betroffenen. Ebenso bedeutsam ist die generelle Offenheit für neue Erfahrungen, eine hohe Flexibilität bei der Bewältigung von Problemen und Krisen sowie eine von Optimismus getragene Gelassenheit bei der Gestaltung von Beziehung. Daher soll das Buch neugierig auf den Umgang mit Borderline-Patienten machen und gleichzeitig Achtung und Respekt den betroffenen Menschen gegenüber erzeugen.

Eine Grundlage von Hilfe ist es, die Hoffnung und die Überzeugung zu haben, einen positiven Beitrag zur Lösung von Problemen leisten zu können. Oft genug müssen dazu eigene Ängste, Unsicherheiten und Vorbehalte überwunden werden. Auch hier soll das Buch einen Beitrag leisten und soll Mut und Zuversicht vermitteln. Es ist in einer Sprache geschrieben, die auch in der Psychotherapie ungeübten Leserinnen und Lesern einen Zugang erlaubt. Damit verbinde ich die Anregung, sich auch im Umgang mit betroffenen Menschen einer verständlichen Sprache zu bedienen.

Ewald Rahn

Grundlagen

Die Helferperspektive

Die Beschäftigung mit der Borderline-Störung spiegelt wie kaum ein anderes Thema die jüngste Entwicklung der Psychiatrie und der Psychologie wider – einer Entwicklung der weitgehenden Differenzierung seelischer Leiden. Das Spektrum der Krankheiten ist mittlerweile so groß, dass es kaum noch möglich erscheint, die einzelnen Elemente *einem* Krankheitsmodell, *einer* Therapieform, *einer* Haltung etc. zuzuordnen. Für die Helfenden hat diese Entwicklung eine unmittelbare Konsequenz, da von ihnen zusätzlich zu den allgemeinen Aspekten der Hilfe noch eine jeweils spezifische Kompetenz erwartet wird. Mit anderen Worten: Helfer müssen das Problem erkennen und benennen können und sollten mit dem Betroffenen zusammen in der Lage sein, angemessene Lösungen zu erarbeiten.

Die Krankheit oder die Störung ist aber immer nur ein Teilaspekt eines Menschen. Der Betroffene hat zwar eine Erkrankung, ebenso besitzt er aber Ressourcen, intakte Fähigkeiten und vor allem einen subjektiven, je individuellen Standpunkt, von dem aus die Krankheit erlebt, erlitten und auch beurteilt wird. Daher ist es vor allem der Bequemlichkeit geschuldet, wenn von *dem* Borderliner gesprochen wird.

Auch der Helfer hat natürlich einen subjektiven Standpunkt, von dem seine Wahrnehmungen und Urteile ausgehen. So gehört es zur Alltagserfahrung, dass eine Krankheit etwa in einer Klinik anders betrachtet und gewichtet wird als im Betreuten Wohnen oder gar von den Angehörigen. Es ist einer der wichtigsten Aspekte professionellen Handelns, dass der Helfer in der Lage ist, die eigene Perspektive (selbst)kritisch zu reflektieren, denn es geht bei Hilfen im Kontext seelischer Erkrankungen selten um »die Wahrheit«, sondern viel häufiger um die Erweiterung der Perspektiven und Möglichkeiten aller.

SELBSTREFLEXION → **Versuchen Sie sich an eine Situation zu erinnern, in der Sie innerlich nicht umhin konnten, den Angehörigen eines Betroffenen, den Helfern oder Freunden die Verantwortung für die Probleme zu geben.**

Folgender Auszug aus einem Brief zeigt, wie sehr eine seelische Erkrankung die Wahrnehmung einengen kann, denn die Autorin scheint völlig in ihrer Verzweiflung gefangen zu sein.

BEISPIEL → »Ich bin ziemlich verzweifelt, weil ich nach zwei Klinikaufenthalten immer noch so weit unten bin, vielleicht sogar noch weiter unten als vorher, da ich den Therapeuten vertraut habe, aber leider ziemlich enttäuscht wurde. Ich habe aufseiten der Therapeuten so etwas wie Hilflosigkeit, Ratlosigkeit, Überfordertsein und infolgedessen Verärgerung oder aber Gleichgültigkeit mir gegenüber wahrgenommen, was bei mir eine noch viel größere Angst ausgelöst hat, außerdem eine ziemliche Traurigkeit darüber, nicht oder nur sehr wenig verstanden zu werden (bzw. missverstanden zu werden), sowie eine riesige Hoffnungslosigkeit mit sehr vermehrten Suizidgedanken.«

Das Vorhandensein verschiedenster seelischer Potenziale ist in einem gewissen Sinn ein Zeichen seelischer Gesundheit. Aber auch bei der ausschließlichen Betrachtung der Krankheit sind bereits verschiedene Perspektiven denkbar. Zunächst haben seelische Krankheiten immer einen sozialen und interaktionellen Aspekt. Mit anderen Worten: Die seelische Erkrankung wirkt sich auf den Umgang des Betroffenen mit seiner Umgebung aus und wird umgekehrt durch die Reaktion der Umgebung moduliert. Oft genug ist eine Störung nur im Kontext ihres Auftretens zu verstehen. Dies gilt in besonderer Weise für die Borderline-Störung, bei der weniger die Art, Beziehungen aufzunehmen, auffällig ist, sondern sehr viel mehr deren langfristige Gestaltung. Doch auch andere Faktoren der Kommunikation sind betroffen, etwa die Nähe-Distanz-Regulierung, die Konsensbildung und die sogenannte Vertragsfähigkeit.

Seelische Störungen sind jedoch nie allein ein Produkt der Interaktion des betroffenen Menschen mit seiner Umgebung (systemische Perspektive), sondern sie sind auch von der Art und Weise abhängig, wie Informationen aufgenommen, verarbeitet werden und welche Reaktionen daraus resultieren. Hierbei gehen Gedanken und Gefühle jeweils eine Verbindung ein mit dem Zweck, dem Menschen eine zielgerichtete und sinnvolle Handlung zu ermöglichen (kognitive und emotionale Perspektive). Dieser Prozess kann selbstverständlich auch misslingen.

⟵ Krankheitsverstehen

Eine solche Perspektive auf die Borderline-Störung hilft, wichtige Phänomene wie etwa die starke Gefühlsabhängigkeit der Wahrnehmung bei Betroffenen zu verstehen. Nicht zuletzt werden die Reaktionen eines Menschen und somit auch die Erkrankung durch dessen Anlagen und Entwicklungsgeschichte beeinflusst. Beides hat Auswirkungen auf die Tendenz der Reaktionen und die Bereitschaft, in einer bestimmter Richtung zu handeln. Dieser innerpsychische *strukturelle* Aspekt wird insbesondere von der Psychoanalyse vertreten. Auch bei der Borderline-Störung werden solche strukturellen Aspekte diskutiert, etwa die Rolle von Traumatisierungen in der Entwicklung der Person und bei der Entstehung der Erkrankung.

Es gibt über diese beiden Aspekte hinaus noch eine enge Wechselbeziehung zwischen kulturellen und gesellschaftlichen Bedingungen und dem Auftreten von Krankheiten. Welchen Verweisungszusammenhang zwischen der Borderline-Störung und der aktuellen gesellschaftlichen Situation gibt es? Ist Borderline gar eine »Modediagnose«? Die Borderline-Störung hat es schon immer gegeben, jedoch wurde sie früher eher als Form der Hysterie verstanden. Nicht die Störung, sondern die Benennung ist noch recht jung, und die Beschreibung befindet sich immer noch im Fluss. Die Borderline-Störung ist daher kein Produkt der neueren Zeit, jedoch steigt die Zahl jener, die wegen dieser Störung Hilfe nachfragen. Ist also der Hilfebedarf gestiegen, etwa weil die Anforderungen an die Menschen zunehmen? Welchen Einfluss haben die heutigen Entwicklungsbedingungen der Menschen auf die Entstehung der Störung?

Noch sind die Einflüsse sozialer und kultureller Faktoren auf die Entstehung und den Verlauf der Borderline-Störung nicht hinreichend verstanden. Ohne aber eine Auseinandersetzung der Helfenden mit dem sozialen und kulturellen Hintergrund des Betroffenen bleibt das Verständnis unvollständig.

Diese vielen Möglichkeiten und Perspektiven mögen zunächst irritierend sein. Später wird man es gerade in schwierigen Situationen zu schätzen wissen, dass ein Perspektivwechsel Entwicklungsblockaden aufheben kann. An einem klinischen Beispiel soll die Rolle verschiedener Perspektiven erläutert werden.

BEISPIEL → Frau M. befindet sich zum mittlerweile zehnten Mal in einer psychiatrischen Klinik. Die letzten Aufenthalte fanden auf einer offenen Behandlungsstation statt und waren jeweils wegen depressiver Krisen notwendig geworden. Frau M. fühlt sich auf der Station wohl, insbesondere weil sie mittlerweile ein Vertrauensverhältnis zu der Psychologin hat aufbauen können. Sie hat jedoch noch große Mühe, die Ergebnisse der jeweiligen stationären Behandlung im Alltag umzusetzen. Vor allem die Aufrechterhaltung sozialer Kontakte fällt ihr schwer, weil sie sich bei Freunden nur meldet, wenn es ihr gutgeht. In schlechten Phasen verstärkt sich so das Gefühl der Einsamkeit und der Gedanke, es allein nicht schaffen zu können.

Frau M. blickt auf eine sehr wechselhafte Geschichte zurück. Aufgrund einer Sehstörung war sie bereits als Kind beeinträchtigt. Die Eltern stritten sich häufig und waren sehr unzufrieden. Der ältere Bruder geriet in jungen Jahren an Drogen. Bereits als Jugendliche begann Frau M., sich selbst zu verletzen. Sie benutzte dazu Rasierklingen, um Narben zu vermeiden. Erstmalig trat das selbstverletzende Verhalten nach einem Essen auf, bei dem sich die Eltern wieder mal in einen Streit verwickelt hatten. Außerdem begann sie als junge Erwachsene mit Ladendiebstählen.

Mit den stationären Behandlungen kam Frau M. lange Zeit nicht zu-

recht, vor allem weil sich während dieser Aufenthalte das selbstverletzende Verhalten verstärkte und es zu erheblichen Eskalationen kam. Diese waren so erheblich, dass Frau M. in der zuständigen Klinik nur noch in ein sogenanntes Isolierzimmer aufgenommen wurde.
Auch in der jetzigen Klinik kam es bei den ersten Aufenthalten rasch zu Eskalationen, weil Frau M. nur durch Zwangsmaßnahmen davon abgehalten werden konnte, sich selbst zu verletzen. Im Rahmen eines solchen Aufenthalts ereignete sich schließlich ein Eklat, nachdem Frau M. in der Nacht eine Schwester ohne Warnsignale angegriffen und bedroht hatte. Nach diesem Vorfall wurde Frau M. entlassen und die Behandlung ambulant weitergeführt. Neuerliche Aufnahmen erfolgten später nur noch auf der oben beschriebenen offenen Station, und zwar unter der Voraussetzung, dass kein selbstverletzendes Verhalten auftreten dürfe. Diese Regel hatte bis zu dem jetzigen Aufenthalt gehalten.
Zu einer Krise kam es jetzt, als Frau M. am Wochenende einen Suizidversuch unternommen hatte und der Arzt vom Dienst Frau M. gerade auf jene Station verlegte, auf der es vor Jahren zu dem aggressiven Zwischenfall gekommen war. Unglücklicherweise befand sich Frau M. nach der Verlegung in einem hohen Erregungszustand und distanzierte sich in keiner Weise von ihrer Suizidalität. Außerdem kam es kurz nach der Verlegung nach langer Zeit wieder zu einer Selbstverletzung.
Im Folgenden sind einige Argumente wiedergegeben, die in einer der folgenden Teamsitzungen zum Aufenthalt von Frau M. auf dieser Station geäußert wurden:

- »Unserem Team ist von der Leitung versprochen worden, dass wir vor dieser Patientin geschützt werden. Ich sehe die Leitung jetzt in der Verantwortung, dafür zu sorgen, dass die Patientin anderswo behandelt wird.«
- »Frau M. sollte aus meiner Sicht in der für sie zuständigen Klinik behandelt werden und nicht bei uns.«

- »Wir müssen selbstverständlich dafür sorgen, dass Frau M. sich nicht wieder selbst verletzt, auch wenn das eventuell die Konsequenz hätte, dass Frau M. längere Zeit fixiert werden muss.«
- »Eine Verlegung von Frau M. kommt auf keinen Fall infrage, weil erst die Suizidalität abgeklungen sein muss. Zwischenzeitlich sollte für den Aufenthalt von Frau M. der Rechtsstatus geklärt werden.«
- »Frau M. ist aus meiner Sicht unberechenbar; ich erwarte auf jeden Fall auch bei diesem Aufenthalt aggressive Handlungen von Frau M.«
- »Wir müssen jetzt sehr aufpassen, dass Frau M. nichts geschieht, immerhin werden wir von außen sehr kritisch beobachtet.«
- »Die Mutter von Frau M. hat bereits angerufen und hat sich über die Unterbringung ihrer Tochter beschwert.«
- »Frau M. hat versucht, sich beim Essen mit der Gabel in die Augen zu stechen, und war nur mit größter Mühe davon abzuhalten.«
- »Es wird Zeit, dass Frau M. endlich gründlich behandelt wird.«
- »Frau M. ist doch therapieresistent.«

Das Beispiel handelt von einer außerordentlich dramatischen Situation, in der die gesamte Therapie in der Klinik infrage steht. Durch die Dramatik stehen in den Kommentaren zunächst die interaktionellen Aspekte im Mittelpunkt. Aber es wird ebenso deutlich, dass die Reaktion von Frau M. möglicherweise als Verhalten im Konfliktfall gewertet werden kann, das in einem anderen Kontext (Familie) wenigstens zeitweilig zu einer Lösung von Spannungen gedient hat. So zeigt dieses Beispiel anschaulich die Verschränkung der aktuellen Situation mit kognitiv-affektiven Mustern und mit strukturellen Aspekten.

Person, Persönlichkeit und Persönlichkeitsstörung

Die Borderline-Störung wird heute der Gruppe der Persönlichkeitsstörungen zugeordnet. Der Begriff »Persönlichkeitsstörung« und noch viel mehr der hier und da noch verwendete Begriff »Psychopathie« haben keinen guten Ruf, weil sie zunächst auf der Vorstellung beruhten, dass es sich um vererbte und weitgehend unveränderliche Auffälligkeiten von Menschen handele. Das Verständnis der Persönlichkeitsstörung hat sich jedoch mittlerweile grundlegend gewandelt und hat sich von diesen eher statischen Vorstellungen entfernt.

Person und Persönlichkeit

Tatsächlich verfügt eine *Person* über eine Vielzahl von ererbten und erworbenen Potenzialen in einer je einzigartigen und daher individuellen Zusammenstellung. Auch die Möglichkeit, einzelne Potenziale bestimmten Kategorien (wie es etwa die Psychoanalyse mit der Unterscheidung von Es, Ich und Über-Ich getan hat) zuzuordnen, ändert nichts an dieser Grundvoraussetzung. Gemeinhin wird aber unter *Persönlichkeit* nicht die Gesamtheit der Potenziale verstanden, sondern die Zusammenführung besonders *charakteristischer Merkmale* eines Menschen. Diese Zusammenführung von Merkmalen zu einer Gestalt hat einen subjektiven (Selbstbild) und einen objektiven (Fremdbild) Aspekt. Grundlage für die Auswahl der Merkmale ist eine *Bewertung* der hervorgehobenen Merkmale. Bewertungen sind kontextabhängig. So kann beispielsweise aus dem Merkmal Zuverlässigkeit eine Zwanghaftigkeit werden.

Die Vorstellung von der Persönlichkeit eines Menschen ist somit immer eine Reduktion, die im Alltag der schnellen Orientierung dient und das Verhalten und die Reaktionen voraussehbar macht, also zur Reduktion von Komplexität des Lebens führt. Natürlich lassen sich auch bei Menschen mit einer Borderline-Störung solche charakteristischen Merkmale formulieren, wobei sich allerdings keine Unterschiede zu Nicht-Betroffenen finden. Die Borderline-Störung ist in diesem Sinne keine Störung der Persönlichkeit und die Bezeichnung »Borderliner« eher irreführend.

Die Fähigkeit, über Emotionen zu sprechen, Gefühle zu benennen und subjektive Sichtweisen auszutauschen, wird in der Entwicklung maßgeblich über die Bindungspersonen vermittelt. Dazu gehört in jedem Fall die Fähigkeit, unangenehme Emotionen auszuhalten und dabei auf einem mittleren Stressniveau zu bleiben. Erst dann ist es möglich, die Situationen auch kognitiv auszuwerten, sprachlich zu fassen und zu kommunizieren. Emotional instabile Personen sind von sich aus dazu nur eingeschränkt in der Lage. Wenn die Bindungspersonen solche Schwierigkeiten haben, ist die sprachliche Vermittlung von emotionalen Befindlichkeiten doppelt erschwert.

Was ist eine Persönlichkeitsstörung?

Um den Begriff »Persönlichkeitsstörung« zu verstehen, ist ein Schritt zurück auf die Potenziale eines Menschen notwendig. Jedes Individuum verfügt über wesentlich mehr Potenziale, als für seine (kontextabhängige) Charakterisierung notwendig sind. Um die Anforderungen in verschiedenen Lebenssituationen zu bewältigen, greift ein Individuum fortlaufend auf die *zugänglichen* Potenziale zurück, die damit zu *Fertigkeiten* (»Skills«) werden.

Die Verteilung der Fertigkeiten ist sehr unterschiedlich. ⟵ **Fertigkeiten**
Fertigkeiten können fehlen oder sogar überentwickelt sein (etwa wenn Fertigkeiten in der eigenen Entwicklung eine besonders wichtige und positive Rolle gespielt haben). In Anbetracht der jeweiligen Anforderungen können insbesondere diese beiden Faktoren dazu beitragen, dass deren Bewältigung nicht oder nur unvollständig gelingt. Ist dies *nachhaltig* der Fall, dann entstehen über die damit verbundenen Stressphänomene Symptome und damit eine *Persönlichkeitsstörung*. Persönlichkeitsstörungen sind damit im Kern *Fertigkeitsstörungen*. Sie können allerdings nur auf der Basis der je aktuellen Anforderungen verstanden und eingeordnet werden.

Die Fertigkeiten können auf der Ebene der Funktionen beschrieben werden – etwa: Motive, Entscheidungen, Selbstbild, zwischenmenschliche Fähigkeiten und instrumentelle Fähigkeiten –, aber auch auf der Ebene der Ausprägung von Eigenschaften und Ressourcen. In der Psychologie hat sich dazu eine Einteilung nach Persönlichkeitsfaktoren bewährt, die sich auf die Dimensionen der Fertigkeiten beziehen. Meistens werden dazu fünf Faktoren genannt (»Big Five«), andere Autoren gehen allerdings auch von sieben bedeutsamen Faktoren aus (siehe Abbildung).

ABBILDUNG 1 Dimensionale Persönlichkeitsmodelle

Drei-Faktoren-Persönlichkeitsmodell (Eysenck 1952, 1980)	Fünf-Faktoren-Persönlichkeitsmodell (Costa / McCrae 1990)	Sieben-Faktoren-Persönlichkeitsmodell (Cloninger u. a. 1994)
Neurotizismus	Extraversion	**Temperament**
Extraversion	Neurotizismus	Schadensvermeidung
Psychotizismus	Verträglichkeit	Neugierverhalten
	Gewissenhaftigkeit	Belohnungsabhängigkeit
	Offenheit für neue Erfahrungen	Beharrungsvermögen
		Charakter
		Selbstlenkungsfähigkeit
		Kooperativität
		Selbsttranszendenz

Diese Vorstellung von Persönlichkeitsstörung hat eine Reihe von Konsequenzen:

- Der Übergang von der Normalität zur Störung ist fließend,
- die Störung hat in der Regel eine längere Vorgeschichte und
- die Störungen sind meist an eine bestimmte Lebenssituation gekoppelt.

Diese Zusammenhänge sollen an dem folgenden Fallbeispiel verdeutlicht werden.

Frau Dr. S. war froh, für ihre Tochter so schnell einen Therapieplatz gefunden zu haben. Sie wollte sie jetzt gleich mit dem Auto in die Klinik fahren und das Enkelkind mitnehmen. Jemand musste ja für das Kind sorgen, obwohl sie selbst durch ihre Rechtsanwaltskanzlei zeitlich sehr gefordert war. Mit einem gewissen Grauen erinnerte sie sich an die vergangene Woche und den Eklat, zu dem es mit ihrer Tochter gekommen war. Aber immerhin war dabei endlich die Entscheidung zur Therapie herausgekommen.

BEISPIEL → Frau S. hatte damals gegen den Willen ihrer eigenen Eltern Jura studiert. Der Vater wollte, dass sie nach dem Abitur mit einer Berufsausbildung anfinge. Es war zu einem Streit gekommen und die Eltern hatten sie danach finanziell nicht unterstützt. Aber sie hatte sich durchgebissen. Während des Studiums hatte sie dann ihren zukünftigen Mann kennengelernt und war sehr bald schwanger geworden. Zu einer Abtreibung hatten sie sich nicht durchringen können, obwohl sie es für ein Kind zu früh fanden; ohnehin hatte Frau S. früher oder später Kinder haben wollen und eine »richtige« Familie.

Ihre Tochter war von Anfang an schwierig gewesen, hatte nicht geschlafen und war viel krank gewesen. Trotzdem hatte Frau S. ihr Studium weitergeführt und zusammen mit ihrem Mann versucht, das Beste aus der Situation zu machen. Als M. in die Schule ging, war sie selbst mit dem Studium fertig, fand aber zunächst keinen festen Job, ebenso wenig wie ihr Mann.

In der Schule fingen die Schwierigkeiten mit M. an: Sie wollte einfach nicht lernen. Frau S. erinnerte sich, wie sie jeden Abend nach der Arbeit mit der Tochter die Hausaufgaben durchging und die Tochter regelmäßig mit einem Wutanfall laut schreiend die Zusammenarbeit beendete. Natürlich hatte sie sich nicht immer beherrschen können und die Tochter manchmal geschlagen. Schließlich war Frau S. dann in eine Kanzlei eingestiegen und hatte sehr viel zu tun gehabt. Danach wurden noch die beiden Söhne geboren, mit denen es von Anfang an leichter gewesen war.

Wegen der Schwierigkeiten mit der Tochter hatte sie Kontakt zum Schulpsychologischen Dienst aufgenommen. Danach war das Verhältnis eine Zeit lang entspannter. Aber mit dem Beginn der Pubertät fingen die Schwierigkeiten erneut an. Die Tochter kleidete sich nur noch schwarz, verweigerte die Kooperation, schwänzte die Schule und hatte die ersten Drogenkontakte. Ein Gespräch mit ihr war nicht möglich. Frau S. erinnerte sich, dass sie sich in dieser Zeit ständig mit einem Gefühl der Überarbeitung und Resignation herumplagte. Auch das Verhältnis zum Ehemann war zu dieser Zeit angespannt. Eigentlich habe sie es ja gut gemeint. Sie hatte der Tochter ein unbeschwertes Leben bieten wollen, diese sollte nicht die Schwierigkeiten haben, die sie in ihrer Jugend gehabt hatte. Warum war das Gespräch mit ihrer Tochter so schwer? Warum weigerte sich die Tochter so vehement, den Ratschlägen der Eltern zu folgen?

Frau S. erinnerte sich, wie die Tochter ihren Freund kennenlernte, die Schule abbrach und dann mit dem Freund in eine andere Stadt gezogen war. Sie hatte danach nicht mehr viel von der Tochter gehört, war aber immer wieder mit teilweise unverschämten Geldforderungen konfrontiert worden. Sie war sich sicher, dass die Tochter nach wie vor Drogen konsumierte. Frau S. war besorgt und hatte M. immer wieder ihren Lebensstil vorgehalten. M. hatte aber immer böse reagiert und gesagt, dass sei ihre eigene Sache.

Noch etwas anderes gab es, womit Frau S. überhaupt nicht zurechtkam: M. verknüpfte ihre Geldforderungen jeweils mit einem Versprechen. Einmal wollte sie Kosmetikerin werden, dann eine Schule zur Fremdsprachenkorrespondentin besuchen und anderes. Keine dieser Absichten wurde je realisiert, und es waren immer die anderen, die daran die Schuld trugen.

Vor einigen Monaten teilte M. mit, dass sie schwanger sei und das Kind bekommen wolle. Es sei jetzt Zeit, eine Familie zu gründen. Als das Kind geboren war, hatte Frau S. sich nur widerwillig bereit gefunden, der Tochter weiterhin Geld zu geben. Sie hatte von Anfang an betont, dass sie für die Versorgung des Kindes nicht zur Verfügung stehe. »Einmal muss doch Schluss sein«, hatte sie innerlich gedacht.

Dann der Anruf von M. in der letzten Woche, eine Art Notruf. Gemeinsam mit dem Ehemann war sie hingefahren und hatte M. völlig aufgelöst in der Wohnung vorgefunden. Der Freund war verschwunden, sie war beim Ladendiebstahl erwischt worden und die Polizei hatte bei ihr Drogen gefunden. Sie komme mit der Versorgung des Kindes überhaupt nicht zurecht. Ihr Leben habe keinen Sinn mehr und sie wolle Schluss machen. Frau S. konnte sich im Nachhinein nicht erklären, was dann mit M. geschehen war. Sie hatte zu schreien begonnen, war ziellos durch die Wohnung gelaufen und hatte wahllos Gegenstände gegriffen und sie zu Boden geworfen. Herr S. hatte sie ohne Erfolg zu beruhigen versucht und später den Notarzt gerufen, der ihr dann eine Beruhigungsspritze gab. Daraufhin war sie erschöpft eingeschlafen.

Die Geschichte ist aus der Sicht einer Mutter erzählt, deren Tochter an einer Borderline-Störung leidet. Die Tochter erzählte später in der Therapie, dass sie sich schon immer von der Mutter sehr unter Druck gesetzt gefühlt habe. Dabei habe sie den Leistungsanforderungen der Mutter nicht gerecht werden können. Der Therapeut kann nach einem Familiengespräch die Schilderung der Tochter gut nachvollziehen, denn die Mutter der Patientin erscheint ihm gereizt und fordernd. So äußert sie beispielsweise nach kurzer Zeit ihren Unmut über die Therapie, die nach ihrer Auffassung zu wenige Fortschritte erziele. Der Therapeut notiert nach dem Gespräch: »Mutter von M. ist nur unzureichend introspektionsfähig. Wirkt gegenüber der Tochter kritisch und fordernd. Bessere Abgrenzung von M. gegenüber der Mutter muss gefördert werden. Unterbrechung der Besuche erwägen.«

In der Geschichte werden zunächst die unterschiedlichen Perspektiven der Beteiligten deutlich, eine wichtige Rolle spielen dabei der Fleiß und der Ehrgeiz von Frau S. Für sie selbst sind diese Eigenschaften positiv, denn mit ihrer Hilfe hatte sie selbst die Ablösung von den eigenen Eltern geschafft und eine Reihe von familiären und materiellen Problemen bewältigt. Sie hat aber offensichtlich große Mühe, mit Problemen fertig zu werden, die nicht mit Fleiß gelöst werden können.

Für die Tochter haben diese Eigenschaften der Mutter nicht nur positive Seiten, denn für sie sind sie vor allem Quelle von Druck und Überforderung. Der Therapeut sieht das Geschehen zunächst aus der Sicht von M., deren Position er besser kennt. Auch er bewertet die Eigenschaft der Mutter negativ, zumal sie seinen Entwicklungsvorstellungen entgegenlaufen: M. soll ihre Interessen besser wahrnehmen und umsetzen lernen. Sicherlich kann Frau S. im engeren Sinne nicht als krank bezeichnet werden, aber es wird deutlich, wie unterschiedlich die Auswirkungen und Bewertungen bestimmter Eigenschaften (in diesem Beispiel sind es Fleiß und Ehrgeiz) abhängig vom Kontext sind.

Eine weitere Unterscheidung ist hilfreich, nämlich die von »Störung« und »Ressource«, wobei noch einmal betont sei, dass eine Störung aus der Unvereinbarkeit einer Eigenschaft mit der Umwelt entsteht. Eine Eigenschaft wird hingegen zur Ressource, wenn sie als Hilfequelle zur Bewältigung von Aufgaben dient. Darüber hinaus kann eine Eigenschaft abhängig von der Situation zu einer Störung beitragen oder eben als Ressource nutzbar sein. So sind eine Reihe von störenden Eigenschaften, die im Rahmen der Borderline-Persönlichkeitsstörung auftreten, zunächst als Überlebensstrategien entwickelt worden.

Dazu ein ausführliches Fallbeispiel.

FALLBEISPIEL → Frau T. tritt die Behandlung in der Klinik etwas widerwillig an. Sie war nach ihrem Suizidversuch in der Klinik aufgenommen worden. Ihr Mann hatte sie durch einen Zufall entdeckt, nachdem sie – mit reichlich Alkohol im Blut – versucht hatte, sich die Pulsadern aufzuschneiden.

Sie war dann langsam aus einem Zustand aufgewacht, den sie selbst als eine Art Dämmerzustand beschrieb. Alles war ihr unwirklich vorgekommen. Auch die Aufregung ihres Mannes, der sie immer wieder gefragt hatte: Warum? Warum? Eigentlich konnte sie diese Frage selbst nicht beantworten. Ihr Verhalten erschien ihr jetzt irgendwie unsinnig. So hatte sie auch nicht verstanden, warum die Ärzte in der Klinik sie gedrängt hatten, in eine psychiatrische Klinik zu gehen, denn man könne die Verantwortung nicht übernehmen. Dabei war sie sich jetzt sicher, dass sie keinen weiteren Suizidversuch mehr in ihrem Leben unternehmen würde. Warum also dieses Theater?

Letztlich stimmte sie aber dem weiteren Aufenthalt in der Klinik zu, zumal man ihr mit einer Zwangsunterbringung drohte. Das wollte sie nun auf gar keinen Fall.

Der Anlass für den »Ausraster«, wie sie die Ereignisse im Nachhinein bezeichnete, war ein Gartenfest bei Freunden. Sie war mit dem Ehemann und den Kindern hingegangen. Die Kinder waren allerdings schnell gelangweilt und hatten zu quengeln begonnen, sodass ihr nichts anderes übrig blieb, als die Kinder nach Hause zu bringen. Ihr Mann hingegen hatte derweil eine Menge getrunken und sich nur wenig um die Kinder gekümmert. Deswegen war Frau T. wütend geworden: »Nie kümmert er sich um die Kinder.«

Hinzu kam seine Art, spöttisch-abfällig über andere zu reden, wenn er etwas getrunken hatte, die ihr die Zornesröte ins Gesicht trieb. Dabei war er nach wie vor ihr »Traummann«. Sie konnte sich ein Leben ohne ihn nicht vorstellen. Wegen ihm war sie von der Mutter weggezogen, denn die beiden waren nicht gut miteinander ausgekommen.

Nachdem sie die Kinder ins Bett gebracht hatte, entschied sie sich, zu Hause zu bleiben. Sie hatte es sich gemütlich gemacht und auf ihren Mann gewartet. Der war dann aber erst spät und stark angetrunken nach Hause gekommen. Während Frau T. erwartete, dass er sich nun zu ihr gesellen würde, zog er sich, offensichtlich schlecht gelaunt, an seinen Computer zurück. Sie fragte ihn, was denn sei, und er zeigte sich verärgert, weil sie ihm angeblich eine Szene gemacht habe. Sie hatte sich daraufhin wutentbrannt abgewendet und gerufen: »Von wegen Szene, wer hält denn jeden Abend diese öden Geschichten von der Arbeit aus, diese ewige Müdigkeit, dieses ständige Abhängen vor dem Fernseher?«

Im Schlafzimmer hatte sie sich dann aber eines anderen besonnen. Sie war zurückgekehrt und hatte den Ehemann von hinten umarmt: »Liebst du mich?« Während ihr Mann sie sonst bei dieser Frage auf den Schoß genommen und sie beruhigt hatte, bis die Wut verrauchte, war diesmal alles anders. Herr T. antwortete nur: »Ich spiele noch zu Ende und komme dann.«

Frau T. fiel aus allen Wolken: Er liebte sie nicht mehr. Alles war zu Ende. Sie hatte gehofft, dass er später noch etwas sagen würde, doch er war nur erschienen, um sich hinzulegen, und war dann sofort eingeschlafen. Sie konnte unterdessen nicht mehr schlafen, stand auf und merkte, wie ihr Leben aus den Fugen geriet. Zuletzt war kein Ausweg mehr in Sicht. Der Tod war die einzige Möglichkeit.

Jetzt saß sie im Flur der psychiatrischen Station und wartete. Ihr Mann hatte sich entschuldigt, jetzt war alles wieder gut.

In der biografischen Anamnese wird von der behandelnden Psychologin vermerkt: »Der Vater von Frau T. war alkoholkrank. Sie gibt an, dass der Vater sich nicht um sie gekümmert habe. Eigentlich habe sie keinen Vater gehabt. Stattdessen habe sie aber ein enges Verhältnis zur Mutter entwickelt. Beide hätten sich gegenseitig getröstet und auch gegenüber dem Vater zusammengehalten. Dieser sei eigentlich immer friedlich, nur halt oft betrunken gewesen. Frau T. berichtet, dass die Mutter in der Ehe sehr unglücklich gewesen sei. Daher habe die Mutter sich wiederholt das Leben nehmen wollen, wovon die Tochter sie jedoch habe abhalten können.«

Die Bemerkung der Therapeutin ging auf eine Erzählung von Frau T. zurück: Die Eltern hatten sich oft gestritten. Eigentlich sei es immer um dasselbe gegangen: Die Mutter habe dem Vater das Alkoholtrinken vorgeworfen und der habe lediglich seine Ruhe haben wollen. Da habe ein Wort das andere ergeben. Zuletzt sei die Mutter ans Fenster gegangen und habe laut gerufen: »Dann mache ich eben Schluss.« Sie habe die Szene miterlebt, sei zur Mutter gelaufen und habe gerufen: »Ich

> liebe dich doch.« Die Mutter hatte sie darauf in die Arme genommen und geantwortet: »Wenn ich dich nicht hätte, dann wäre mein Leben ohne Sinn.«

Es liegt nahe, zwischen den beiden Ereignissen (Suizidversuch von Frau T. und der Mutter) eine Verbindung zu vermuten, zu weitgehend sind die Parallelen. In beiden Fällen ähnelt sich auch die Strategie von Frau T., die aufgetretenen Spannungen zu lösen, nämlich mit Liebesbekundungen, jedoch mit wechselhaftem Erfolg.

Persönlichkeit und Entwicklung

Die Persönlichkeit ist einem ständigen Entwicklungs- und Veränderungsprozess unterworfen. Die Entwicklung der Persönlichkeit erfolgt dabei in Phasen und Sprüngen. In Beziehung zu den jeweiligen gesellschaftlichen und sozialen Anforderungen und Aufgabenstellungen lassen sich daraus Lebenszyklen ableiten.

Die Hirnforschung hat inzwischen bestätigt, wie sehr die Entwicklung eines Menschen aus der Verschränkung von angeborenen und erworbenen Umwelterfahrungen resultiert. Bereits Neugeborene verfügen über eine große Bandbreite von Fertigkeiten, also über eine große Kompetenz (»kompetenter Säugling«). Aber erst die Umwelterfahrungen versetzen den Menschen in die Lage, diese Potenziale zu nutzen und auszubauen. Insbesondere die Fähigkeit, Strukturen zu erkennen (etwa im Bereich der Sprache), bildet die Grundlage für die Auswertung von Erfahrung und somit der Erweiterung der Kompetenz. Die individuelle Entwicklung kann, diesem Modell folgend, auf vielfältige Weise gestört werden, etwa wenn wichtige Erfahrungen nicht zugänglich waren, unzeitgemäß erfolgten oder Erfahrungen nicht bewältigt werden konnten und traumatisierend wirkten. Allgemein besteht dabei Konsens, dass Vernachlässigung, Gewalt und Missbrauch in der Entwicklung die Hauptquellen für die Störung darstellen.

Die Borderline-Persönlichkeitsstörung scheint im Kontext der Jugendphase und des jungen Erwachsenenalters aufzutreten. Grund dafür ist möglicherweise, dass gerade in diesen Lebenszyklen die komplexen sozialen Aufgabenstellungen (Eingehen von intimen Beziehungen, Loslösung von der Primärfamilie, erste Schritte zu einer beruflichen Identität) und die körperlichen wie psychischen Veränderungen vor allem die emotionalen Ressourcen eines Menschen fordern und gegebenenfalls überfordern.

MERKE → **Die Borderline-Persönlichkeitsstörung ist eine mehrfaktoriell verursachte Erkrankung, ihr Ausbruch steht im Kontext stressreicher Lebensereignisse; unzureichend entwickelte Fertigkeiten prägen das Verhalten.**

Die Auswertung von Erfahrungen

Die Reaktion eines Menschen auf die Umwelt ist nicht spontan, sondern basiert auf der Auswertung von vergangenen Erfahrungen. Damit aber eine solche Auswertung möglich ist, müssen Erfahrungen:

1. (über die Sinne) aufgenommen,
2. erkannt und eingeordnet sowie
3. bewertet werden, um dann
4. eigene Reaktionen zu entwickeln und
5. deren Wirksamkeit zu überprüfen.

Die Umwelt erschließt sich über die Sinne, sodass der Charakter einer Erfahrung davon abhängt, welche Sinne dabei genutzt werden. Damit sind vor allem jene Erfahrungen wertvoll und entwicklungsfördernd, bei denen möglichst viele Sinne einbezogen werden. Stehen solche sinnlichen Erfahrungen nicht ausreichend zur Verfügung, entwickelt sich später ein Defizit im inneren Erleben. Die Einordnung der Erfahrung erfolgt wahrscheinlich anhand von prototypischen, semantischen Zuordnungen. Die Bewertung einer Erfahrung erfolgt aber offensichtlich emotional. Und Emotionen steuern sicherlich auch die unmittelbaren Reaktionen (etwa Flucht, Vermeidung, Kampf). Bis dahin erfolgt die Auswertung meist implizit, also nicht bewusst. Im Alltag wird der überwiegende Teil der Erfahrungen auf diese Weise ausgewertet. Erst wenn die einfachen Reaktionen nicht ausreichen und komplexere Reaktionen notwendig sind, erfolgt in

der Regel eine gedankliche Reaktion (kognitiver Teil). Auf diese Weise steuern die Gedanken meist nicht die unmittelbaren Reaktionen, sondern erlauben eher die differenzierte Auswertung.
Es gibt mittlerweile zahlreiche Hinweise darauf, dass bei Borderline-Kranken diese Auswertung von Erfahrungen insbesondere auf der Ebene der Bewertung auffällig ist, die Borderline-Störung also vorwiegend eine emotionale Störung darstellt.

Rolle der Emotionen

Emotionen dienen vor allem der spontanen (vorbewussten) Bewertung von Erfahrungen. Die Emotionen sind somit ein Teil des Signalsystems, über das ein Mensch verfügen kann. Der Vorläufer der Emotionen ist der Schmerz, der unmittelbare Gefahren erkennen lässt, an Krankheiten erinnert und vor Gesundheitsgefahren warnt. Die emotionalen Signale sind sicherlich etwas langsamer, jedoch bilden sie verschiedene Qualitäten ab und ermöglichen damit noch komplexere Reaktionen. Im Gegensatz zum Schmerz verblassen Emotionen mit der Zeit, auch wenn die Ursache der emotionalen Reaktion weiter besteht. Emotionen lassen sich in drei Komponenten einteilen, nämlich in die:

- somatische Komponente,
- motivational-behaviorale Komponente,
- subjektiv-empfindende Komponente.

Den bei der Auswertung von Erfahrung deutlich schnelleren Teil stellt die somatische Komponente dar. Die Kopplung von Emotionen an körperliche Reaktionen ist dabei wesentlich direkter. Emotionen werden als angenehm oder aversiv erlebt. Je nach Qualität der Emotion entstehen für die Verhaltensreaktion Annäherungs- oder Vermeidungsziele. Anders formuliert: Während angenehme Emotionen den Weg zeigen, helfen aversive Emotionen dabei, nicht vom Weg abzukommen.
Die kognitive Auswertung einer Erfahrung ist demgegenüber zeitlich nachgeordnet, kann also allenfalls korrigierend wirken.

Der Charakter von Emotionen erklärt eine Reihe von Phänomenen bei der Borderline-Störung, etwa die Wirksamkeit selbstverletzenden Verhaltens und die unzureichende Zugänglichkeit der Kognitionen beim Verhalten in Krisen.
Dabei wird beim selbstverletzenden Verhalten die enge Bindung von Körper und Emotionen genutzt, um eine schnelle und wirksame Entlastung von ansonsten zu intensiven Gefühlen zu erreichen. Das selbstverletzende Verhalten ist daher zur Entlastung hoch effektiv. Dagegen sind die kognitiven Möglichkeiten des Menschen, insbesondere bei hoher Anspannung, sehr eingeschränkt (Stressreaktion). Die Betroffenen machen daher immer wieder die Erfahrung, dass in Krisensituationen etwa positive Absichten oder andere alternative Lösungsstrategien nicht greifen, weil sie bei hohem Stress und hoher Anspannung nicht mehr aktualisiert werden können.

Die Ausbildung von Schemata

Die Auswertung von Erfahrungen in den oben beschriebenen Schritten weist darauf hin, dass die strukturelle Nutzung von Erfahrungen eine komplexe Verarbeitung erforderlich macht, bei der die einzelnen Komponenten des Wahrnehmens, Erkennens, Bewertens, Reagierens und Auswertens aufeinander bezogen werden. Daraus entstehen *Schemata*, die dann später in ähnlichen Situationen eine schnellere, hoffentlich erfolgreiche und komplexe Reaktion ermöglichen.
Schemata bestehen somit aus verschiedenen Komponenten, nämlich aus:

- einem schemarelevanten Stimulus (etwa Streit, Kritik, Einsamkeit),
- einem Grundbedürfnis (etwa Bindung, Selbstwert, Kontrolle oder Orientierung),
- einer nicht bewussten Erinnerung an frühere Situationen,
- einer hieraus entspringenden Bewertung des Stimulus in Form einer Emotion sowie
- Kognitionen und Handlungsimpulsen.

Da die emotionale Komponente bei der Ausbildung von Schemata eine zentrale Rolle spielt, verwundert es nicht, dass Borderline-Betroffene oft zu dysfunktionalen Schemata neigen.
Es gibt viele Hinweise, dass sich besonders jene Schemata im späteren Leben als hilfreich erweisen, bei denen die implizite (unbewusst bleibende) und die explizite Erfahrung (Episodengedächtnis, Ursachenzuschreibung) abgerundet ausgewertet werden können. Aber gerade unter Stressbedingungen wird das explizite Gedächtnis blockiert, die Erinnerung bleibt damit fragmentarisch. Dieses Ungleichgewicht ist bei Traumatisierungen ein Ausgangspunkt für die Auslösung negativer Reaktionen. Bei Personen mit emotionaler Instabilität resultieren daraus ebenso einseitige Interpretationen neuer Situationen wie auch das Haften an negativen Gefühlen. So interpretieren Menschen mit emotionaler Instabilität die Mimik des Gegenübers sehr viel häufiger als feindselig, fühlen sich öfter miss- und unverstanden oder reagieren auf Situationen schneller mit feindseligen oder vermeidenden Handlungsimpulsen.

Umgang mit Emotionen und Entwicklung

Emotionen sind im Wesentlichen angeboren, lediglich komplexere Emotionen, wie etwa Schuld und Sehnsucht, sind durch kulturelle Einflüsse geprägt. Die Nutzung der Ressource Emotion ist jedoch abhängig von den Erfahrungen des einzelnen Menschen, insbesondere bei der Bildung von Schemata. Eine zentrale Rolle beim Umgang mit Emotionen spielen Bindungen, also tiefere Beziehungen zu anderen Menschen.
Emotionen müssen, wenn sie hilfreich sein sollen, kontrolliert und reguliert werden können. Kontrolliert wird das Ausmaß der Emotion. »Regulation« bedeutet, dass in Situationen, in denen unterschiedliche Emotionen entstehen, diese miteinander abgewogen werden müssen. Wird ein [illegible]sch in der Bahn angerempelt, wird die Kontrolle der Emotion (meist [illegible]deutsam sein; bei einem Partnerschaftskonflikt, die Regulation [illegible]be, Angst etc.

Der Umgang mit Emotionen im Rahmen einer Bindungsbeziehung erfolgt zunächst über sogenannte Spiegelungen. Dabei übernimmt die Bindungsperson die Emotionen, markiert sie und bietet eine Lösung an. So kann ein Kind, das sich bei einem Sturz verletzt, zunächst Angst bei der Bezugsperson erzeugen, dann Aufmerksamkeit hervorrufen und schließlich den Versuch zu trösten initiieren. Später in der Entwicklung spielen dann immer mehr reflektiertere Techniken eine Rolle. Menschen müssen lernen, über Emotionen zu reden (»Mentalisierung«). Die Fähigkeit der emotionalen Spiegelung bleibt zeitlebens erhalten. Beim Umgang mit Borderline-Kranken ist diese Fähigkeit etwa Ausgangspunkt für die teils heftigen emotionalen Reaktionen der Helfer. Allerdings ist es nicht verwunderlich, dass Borderline-Kranke insbesondere bei der Benennung von Gefühlen große Probleme haben.

Identität

Potenziale können nur dann als Fertigkeiten genutzt werden, wenn sie dem Individuum kognitiv und emotional auch zugänglich sind. Als Vermittlungsinstanz zwischen Möglichkeiten und Umsetzung hat die Identität eine wichtige Funktion. Gerade in den Lebensphasen von Jugend, Adoleszenz und Postadoleszenz spielt die Entwicklung einer tragfähigen Identität eine zentrale Rolle. Selbstverständlich haben auch Kinder eine Identität, jedoch wird später das Identitätsgefühl sehr viel mehr von bewussten Entscheidungen und kritischen Selbstreflexionen geprägt.
Die Identität ist nicht zuletzt das Ergebnis einer durch innere Motive angetriebenen Suche und der daraus resultierenden Entscheidungen, die allerdings nicht unbedingt bewusst sein müssen. Damit leistet die Identität einen wesentlichen Beitrag zur Stabilisierung des Selbstbildes. Bei dem Prozess der Suche und Entscheidung spielen Umweltfaktoren selbstverständlich eine erhebliche Rolle (Sozialisation). Das Zusammenspiel von Selbstbildentwicklung und Umwelteinflüssen ist komplex und oft nicht vorhersagbar. Gelingt die Abstimmung von *Suche und Entscheidung*

nicht, resultiert daraus oft eine quälende Infragestellung der eigenen Person, die sich etwa durch erhebliche innere Spannungszustände zeigt.
Die Identität hat verschiedene Komponenten (siehe Abbildung unten). Eine wichtige Komponente ist die *Kontrollüberzeugung* (»locus of control«). Gerade für die Entwicklung von Selbstsicherheit oder auch von Selbstgewissheit ist das Wissen oder die Annahme ausschlaggebend, das eigene Leben und die Umgebung aus eigener Kraft gestalten zu können (interne Kontrollüberzeugung). Im Gegensatz dazu kann das Gefühl, der Umwelt ausgeliefert zu sein, Anlass zu Angst und Unsicherheit geben (externe Kontrollüberzeugung). Gerade bei traumatisierenden Erfahrungen ist die Hilflosigkeit (extreme Form einer externalen Kontrollüberzeugung) ein bedeutsamer Faktor.
Natürlich ist eine vollkommene Kontrolle über die eigene Person und die Umgebung nicht möglich, sondern es müssen Kompromisse geschlossen werden, welche die Identität zuweilen auf eine harte Probe stellen. Hierbei ist häufig entscheidend, wie sehr es dem Einzelnen möglich ist, Verantwortung für sein Handeln zu übernehmen, also einen eigenen Standpunkt zu entwickeln.

ABBILDUNG 2 Komponenten der Identität

Kognitive Komponente	stabiles, realistisches und gut integriertes Selbstkonzept
Emotionale Komponente	positives Selbstgefühl
Motivationale Komponente	internale, auf adäquate Kompetenz beruhende Kontrollüberzeugung

Identität schafft Sicherheit, und die ist gerade in Situationen gefordert, die nicht eindeutig sind. Identität (etwa der Aspekt der sexuellen Präferenz) hilft Eindeutigkeiten herzustellen. Sie versetzt das Individuum in die Lage, die mit einer Konstellation verbundenen Ambivalenzen und Verunsicherungen auszuhalten und zu »beantworten«.
Die Identitätsentwicklung ist bei der Borderline-Störung gleich mehrfach

betroffen. Die emotionale Instabilität erschwert es, eine angemessene Balance zwischen innerem Erleben und äußeren Erfahrungen zu finden. So kann die Erfahrung im Hinblick auf ihre Bedeutung nicht ausreichend ausgewertet und integriert werden. Aber auch die Schwierigkeit, Widersprüche und Gegensätze auszuhalten, erschwert die für die Identitätsentwicklung notwendige Integration unterschiedlicher Selbsterfahrungen. Identitätsstörungen sind daher ein wesentliches Element der Borderline-Störung und gelten mit Recht als ein Kriterium bei der Diagnosestellung.

MERKE → **Aus dem Zusammenspiel von Erfahrung, Umsetzung von Grundbedürfnissen, emotionalen Bewertungen und Verhaltensweisen entwickeln sich überdauernden Reaktionsmuster, sogenannte Schemata. Sind diese Schemata unter besonders stressreichen Bedingungen entstanden, können sie später dysfunktional werden. Durch die Besonderheiten im emotionalen Erleben neigen Borderline-Betroffene zur Ausbildung solcher dysfunktionaler Schemata.**

Die Grundlagen des Handelns und Verhaltens

Bei der Rolle, die die Emotionen bei der Auswertung von Erfahrungen und für die menschliche Entwicklung spielen, sind die Grundbedürfnisse und ihre Befriedigung von großer Bedeutung. Bedürfnisse sind sogenannte handlungsinduzierende Motive. So kann etwa Hunger eine Vielzahl von Aktivitäten erzeugen, sogar erzwingen. Es gibt eine Reihe von Vorschlägen, Grundbedürfnisse zu kategorisieren. Ein Beispiel ist der Vorschlag von K. Grawe (1998):

- Bedürfnis nach Orientierung und Kontrolle,
- Bedürfnis nach Lustgewinn und Unlustvermeidung,
- Bindungsbedürfnis,
- Bedürfnis nach Selbstwerterhöhung und Selbstwertschutz,
- Bedürfnis nach Entwicklung.

Es besteht ein weitgehender Konsens darüber, dass zu den Handlungsmotiven das Bindungsbedürfnis zählt. Dies hat für Borderline-Betroffene eine große Bedeutung, weil über die Bindung auch der Umgang mit Emotionen vermittelt wird. So sind die Betroffenen im doppelten Sinne auf Bindungen angewiesen. Der Bindungstheoretiker J. Bowlby hat darauf hingewiesen, dass allein im Rahmen der Bindung das Spannungsfeld zwischen der Bildung von Vertrauen und dem Gefühl von Sicherheit mit der Offenheit für neue Erfahrungen aufgelöst werden kann (Autonomie-Abhängigkeits-Konflikt). Es können unterschiedliche Bindungsmuster beschrieben werden, die allesamt im Laufe der persönlichen Entwicklung auftreten und für die eine individuelle Haltung entwickelt werden muss (siehe Abbildung).

ABBILDUNG 3 Bindungsmuster

Sicherer Bindungstyp
Unsicher-vermeidender Bindungstyp
Unsicher-ambivalenter Bindungstyp
Unsicher-desorganisierter Bindungstyp

Diese Haltungen entstehen aus Bindungserfahrungen und sind daher von der Entwicklungsgeschichte eines Menschen abhängig. Bei der Entwicklung der Borderline-Störung spielen diese Bindungserfahrungen eine zentrale Rolle. Im folgenden Brief von besorgten Eltern wird ein unsicher-ambivalenter Bindungstyp beschrieben.

BEISPIEL → »Wir sind die Eltern einer erwachsenen Tochter (37 Jahre alt) mit einer Borderline-Störung und hätten gerne Ihren Rat oder einige Hinweise. Wir können überhaupt nicht mehr mit unserer Tochter sprechen, da sie nur Aggressionen gegen uns richtet. Das geht selbst am Telefon so. Sie wohnt nicht bei uns im Ort, sondern 30 km entfernt. Wir glauben, dass wir, mein Mann und ich, unter der Krankheit unserer Tochter mehr leiden als sie selbst. Wir können sie auch nicht in unserem Haus empfangen, weil sie gegen mich tätlich wird und Gegenstände zerstört. Sie lehnt es grundsätzlich ab, sich medikamentös behandeln zu lassen. Wir haben auch einen Sohn, der mit seiner Familie hier in unserem Ort lebt. Er und besonders seine Frau haben ebenfalls unter den Angriffen unserer Tochter zu leiden. Gibt es noch Möglichkeiten für uns, einen für uns erträglichen Umgang mit unserer Tochter zu finden?«

Das Beispiel zeigt, wie hoch die Anforderungen einer ambivalenten Bindung sein können und wie groß die Bedeutung der Kommunikation bei der Bewältigung der mit diesem Bindungstyp verbundenen Konflikte ist. Der Brief der Eltern verdeutlicht zudem, dass aufgrund der offensichtlich heftigen Affekte zurzeit noch keine klärende Kommunikation möglich ist.

Folgt man der Bindungstheorie, ließe sich aus der Schilderung im Brief auch ablesen, dass gerade bei einer unsicher-ambivalenten Bindung Stress erzeugt wird. Eine Stressreaktion entsteht dann, wenn eine unmittelbar emotionale Reaktion durch gedankliche (kognitive) Manöver nicht aufgelöst werden kann und es zu keinem Spannungsabbau kommt. Wenn die Auflösung einer solchen Situation nicht gelingt, dann ist in der Regel eine Vermeidungsreaktion sinnvoll. Diese Vermeidung kann unterbleiben, wenn nur eine scheinbare Kontrolle (»Pseudokontrolle«) über die Situation besteht. In dem Beispiel ist es die Ambivalenz, die die Eltern und wahrscheinlich auch die Tochter in dieser Situation gefangen hält. So wollen die Eltern vermutlich den Kontakt zur Tochter nicht verlieren, verbinden diesen Kontakt aber eher mit einer negativen und stressreichen Erwartung.

Die Begegnung mit einer inneren Ambivalenz ist eine der zentralen Erfahrungen, die man im Umgang mit Borderline-Betroffenen macht. Die besondere Tragik liegt dabei darin, dass die Betroffenen in einer besonderen Weise auf eindeutige und verlässliche Erfahrungen angewiesen scheinen, durch ihre Verhaltensweisen jedoch genau das Gegenteil bewirken und so in einer gelegentlich extremen Weise an sich selbst leiden.

Konsequenzen für das soziale Verhalten

Kommunikation zwischen Menschen dient u. a. dem Ausgleich von Bedürfnissen. Es werden dabei nicht nur sachliche Informationen kommuniziert, sondern auch Stimmungen und Orientierungen. Zum Gelingen ist einiges erforderlich, etwa die Fähigkeit, den Standpunkt des anderen zu verstehen, um dann einen eigenen Standpunkt zu entwickeln.

Die Borderline-Störung beeinflusst auf verschiedene Weise die Kommunikation und damit die soziale Kompetenz, was zum Teil erhebliche Auswirkungen auf die Zusammenarbeit hat. Verantwortlich dafür sind vor allem die starke Affektabhängigkeit der Wahrnehmung und die Tendenz zu einseitigen Bewertung (Schwarz-Weiß-Denken).

⟵ Helferbeziehung

Die Art und Weise eines betroffenen Menschen, mit seiner Umgebung zu kommunizieren, hat selbstverständlich auch Auswirkungen auf den Helfer und löst dort Gedanken, Hypothesen und Gefühle aus, also Reaktionen, die immer auch abhängig von dessen Persönlichkeit sind und daher nie völlig neutral sein können. Es ist dabei die Aufgabe der Selbsterfahrung und Supervision, sich dieser eigenen Anteile in der Interaktion bewusst zu werden.

Wichtiger noch scheinen aber die Reaktionen des Helfers zu sein, die unmittelbar durch den Betroffenen ausgelöst oder induziert werden, weil sie möglicherweise Hinweise auf die Probleme des betroffenen Menschen liefern. Es kann nämlich sein, dass der Betroffene bei den Helfern genau jene Gefühle und Konflikte auslöst, die sich auch in seinem sonstigen sozialen Umfeld als besonders problematisch erweisen (projektive Identifizierung).

Die Reaktion des Helfers auf Menschen mit einer Borderline-Persönlichkeitsstörung ist oft genug sehr emotional gefärbt. Dies muss aber nicht in jedem Fall als hinderlich gesehen werden, sondern kann sogar bei der Klärung der Beziehung helfen. Allerdings ist dafür ein offener und ehrlicher Umgang miteinander eine wesentliche Voraussetzung.

⟵ Ziele von Verhalten

Wenn Bedürfnisse die Grundlage von Motiven sind, dann stellt sich zusätzlich die Frage, nach welchen Kriterien Handlungen und Verhalten ausgewertet werden können. Welche Erwartungen sind also mit Handlungen verbunden? Zunächst liegt es nahe, Handlungen anhand des Ergebnisses zu beurteilen. Viele Handlungen zielen allerdings nicht auf das Ergebnis, sondern auf die Erzeugung einer Reaktion des anderen. Handlungen wirken aber auch auf den Handelnden zurück. So kann der Zweck eines Marathonlaufs nicht allein die Erreichung des Ziels sein, sondern die Körpererfahrung während des Laufens.

Diese weniger offensichtlichen Erwartungen werden »Selbstwirksamkeitserwartungen« genannt. Selbstwirksamkeit hat bei der Überwindung der Borderline-Störung eine sehr wichtige, wenn nicht sogar die zentrale Funktion, denn die Betroffenen müssen in jedem Fall einen Weg finden, ihr inneres emotionales Klima und ihre Anfälligkeit für emotionale Krisen zu modifizieren.

MERKE → **Borderline-Störungen haben immer eine Auswirkung auf den zwischenmenschlichen Umgang (interaktioneller Aspekt), geben Hinweise auf die Lerngeschichte und auf Anlagen eines Menschen (innerpsychischer struktureller Aspekt) und sind verknüpft mit der jeweiligen gedanklich-emotionalen Verarbeitung von Informationen (kognitiv-affektiver Aspekt).**

Das psychiatrische Krankheitsmodell und die Borderline-Störung

Persönlichkeitsstörungen sind in erster Linie Fertigkeitsstörungen. Fertigkeiten sind einesteils vererbt und werden andernteils in der Entwicklung erworben. Zu »Symptomen« und damit zur Erkrankung kommt es aber erst im Kontext unbewältigter Anforderungen aus der Umwelt. Anlage-, Entwicklungs- und Umweltfaktoren sind damit gleichermaßen an der Entstehung der Störung beteiligt, die somit nicht auf eine einzige Ursache zurückzuführen ist.

Die folgende Abbildung zeigt ein solches mehrfaktorielles Krankheitsmodell.

ABBILDUNG 4 Allgemeines Modell psychischer Erkrankungen

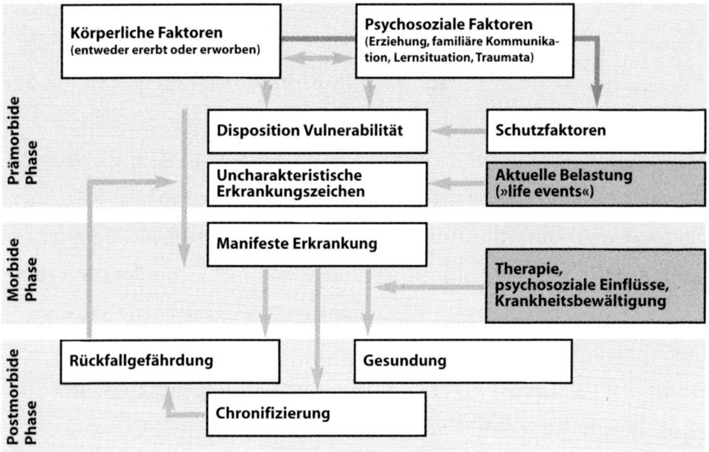

Psychische Erkrankungen werden meistens als *dispositionelle* Erkrankungen verstanden, die allerdings erst in einer mehr oder weniger spezifischen Belastungssituation (»life event«) ausbrechen bzw. zum Tragen kommen. Für die Disposition sind jeweils Anlage- und Entwicklungsfaktoren verantwortlich. Dies gilt auch für die Borderline-Störung. Zahlreiche Hinweise sprechen dafür, dass gerade die emotionale Instabilität als eines der zentralen Merkmale dieser Erkrankung zu einem großen Teil auf Anlagefaktoren beruht. Diese Anlage allein führt jedoch noch nicht zur Erkrankung, wenn dem heranwachsenden Kind in seiner persönlichen Entwicklung ein angemessener Umgang mit Emotionen vermittelt wird. Gelingt dies nicht, wird die Borderline-Störung *wahrscheinlicher*.

Bei diesem Prozess spielen außerdem Schutzfaktoren eine bedeutsame Rolle. Hiermit sind unter anderem Erfahrungen gemeint, die es einem Menschen ermöglichen, auch mit schwierigen Situationen umzugehen, etwa durch die Vermittlung von Sicherheit und sozialer Unterstützung. In diesem Sinne basiert die Borderline-Persönlichkeitsstörung auch auf einer »missglückten Bindungserfahrung«.

Zu diesen Erfahrungen gehören traumatisierende ⟵ **Traumatisierung** Erlebnisse, von denen viele Borderline-Betroffene berichten. Die Häufigkeit solcher Erfahrungen ist dabei so hoch, dass einige Fachleute bei Bordeline von einer Art Posttraumatischen Belastungsstörung (PTBS) sprechen. Möglich ist jedoch ebenso, dass es sich um eine nicht ursächliche Verknüpfung von Traumatisierung und Borderline-Störung handelt. So ist beim Aufwachsen in einer chaotischen, missbrauchenden und gewalttätigen Umgebung die Wahrscheinlichkeit von Traumatisierungen erhöht. Außerdem ist es möglich, dass ein emotional instabiles Kind keine ausreichende Unterstützung erhält, um einen angemessenen Umgang mit Emotionen zu erlernen.

Darüber hinaus ist die Vermutung geäußert worden, dass nicht eine einzelne Traumatisierung, sondern das Erleben chronischer Aggressivität zur Entstehung des Borderline-Syndroms beiträgt, weil daraus jene Affekte (Wut, Hass, Neid) entstehen, die die Welt des Borderline-Kranken prägen.

Im Hinblick auf die Bindungserfahrung werden ⟵ **Bindungsverhalten** im Rahmen der Borderline-Störung vor allem ungünstige Erfahrungen im Umgang mit dem »unsicher-ambivalenten Bindungsmuster« angenommen. Das verweist auf die *Dialektik* von Sicherheit und Veränderung als ein bedeutsames Muster in der Entwicklung eines jeden Menschen, denn nur die Verlässlichkeit eines »sicheren Ortes« ermöglicht den Aufbruch in neue Erfahrungen. Sind diese dann gemacht worden, verändert sich zwangsläufig die Sicht auf den vormals sicheren Ort. So kommt es in der Entwicklung zu einem ständigen Wechsel von Sicherheit und Verunsicherung, der auch Ängste entstehen lassen kann. In diesem Prozess spielen Emotionen und Bewertungen eine zentrale Rolle. Störungen dieses komplexen Prozesses sind gar nicht überraschend, nur wird von Fachleuten heute vermutet, dass bei der Borderline-Persönlichkeit gerade die Kompromissbildung und Integration von Widersprüchen und Ambivalenzen im Rahmen der Entwicklung erschwert ist.

All diese Faktoren bilden die Disposition zur Entwicklung einer Borderline-Störung, doch erst aktuelle Belastungsfaktoren in der Adoleszenz und im jungen Erwachsenenalter führen zur Störung selbst. Solche Belastungen sind nicht unbedingt spezifisch, sondern variieren. Es sind oft die ersten Erfahrungen mit Partnerschaften, Konflikte bei der Ablösung vom Elternhaus oder erste berufliche Schwierigkeiten, die vor der Entwicklung von Krankheitssymptomen als Stressfaktoren wirksam werden. Die Erfahrung des Scheiterns trägt zu einer Demoralisierung bei. Außerdem kommen die Betroffenen mit problematischen Bewältigungsmöglichkeiten in Kontakt, aus denen sich weitere Probleme ergeben. Dazu gehören etwa Drogen- und Alkoholkonsum, pathologisches Essverhalten und nicht zuletzt selbstverletzendes Verhalten.

All diesen Verhaltensweisen ist gemeinsam, dass sie subjektiv zunächst zu einer inneren Entlastung führen. Mit der Zeit können sich diese Lösungen dann zu den einzig »wirksamen« Methoden verändern, sodass sich die Betroffenen zunehmend darauf verengen. Gelegentlich bekommen dann diese Verhaltensweisen so etwas wie einen Suchtcharakter: Sie werden immer extensiver angewendet und erhalten schließlich eine zentrale Rolle bei der Lebensgestaltung. Zuletzt werden diese problematischen Lösungsversuche dann selbst zum Symptom der Erkrankung.

Die Reaktion auf die Erkrankung ist maßgeblich für den Verlauf nach ihrem Ausbruch. Anders als bei vielen anderen psychischen Erkrankungen ist der Beginn eher schleichend, sodass meist schon eine geraume Zeit verstrichen ist, bis der Krankheitscharakter der Störung auch von dem Betroffenen erkannt wird. Dabei spielt der Zugang zu Informationen ein große Rolle oder Reaktionen aus dem sozialen Umfeld, etwa ob das Borderline-Verhalten von Bezugspersonen offen problematisiert wird.

Die Bewältigung der Erkrankung ist zunächst abhängig von den Ressourcen und der sozialen Kompetenz des Betroffenen, aber auch von der sozialen Unterstützung (etwa durch Partner) sowie von der Fähigkeit, Hilfe zu suchen und anzunehmen. Nicht zu unterschätzen ist also die Wirkung von Hilfe auf den Verlauf der Erkrankung, etwa zum Abbau von stressreichen Lebensumständen. Hilfe kann aber gerade bei der Borderline-Störung auch schaden, vor allem dann, wenn die Hilfe mit einer weiteren Beziehungserfahrung verbunden ist, die ausschließlich zur Wiederbelebung negativer Affekte (Wut, Hass, Neid, Abhängigkeitsgefühle etc.) führt.

Verlaufsuntersuchungen haben gezeigt, dass viele Betroffene im Laufe ihrer Entwicklung eine halbwegs akzeptable Lösung finden. Die Prognose der Erkrankung ist unter diesem Blickwinkel recht positiv. Zu einer Art Chronifizierung neigen eher die Folgeprobleme der Borderline-Störung, beispielsweise die Entwicklung einer Sucht, Folgen des selbstverletzenden Verhaltens etc. (die Suizidrate bei Borderline-Erkrankung ist mit rund 8 Prozent relativ hoch). Zudem tritt zuweilen eine spezifische Form der Hospitalisierung auf. Kennzeichnend dafür ist eine ambivalente und verwickelte Beziehung zwischen Betroffenem und Helfer, die viele Merkmale eines verbissen geführten Kampfes hat, der von beiden Seiten nicht aufgegeben werden kann.

MERKE → **Borderline-Erkrankte zeigen bereits früh Auffälligkeiten bei der emotionalen Regulation und im Bindungsverhalten. Dadurch entstehen die Symptome der Borderline-Störung als Selbsthilfestrategien. Die Störung ist damit vor allem eine Störung junger Erwachsener. Im Verlauf der Erkrankung lernen viele Betroffene die Krankheit zu bewältigen und damit die Symptome zu reduzieren, sodass im Verlauf der Erkrankung vorrangig ihre Folgeerscheinungen in den Vordergrund treten.**

Diagnostik der Borderline-Persönlichkeitsstörung

Geschichte des Begriffs

Der Borderline-Begriff hat eine recht wechselhafte Geschichte. Eingeführt wurde er für Phänomene, die man auf der Grenze zwischen Schizophrenie und Neurose vermutete. Da die Krankheitsmodelle der Schizophrenie und der Neurose sehr unterschiedlich sind, litt dieser Ansatz an den daraus resultierenden Unvereinbarkeiten. Außerdem war die Neurose eine Domäne der Psychotherapie, die Schizophrenie hingegen eine der medizinisch orientierten Psychiatrie. Immerhin gelang mit diesem Begriff ein Anfang, hilfreiche Aspekte der Psychotherapie bei Schizophrenen zu diskutieren, auch wenn diese Versuche zunächst wenig erfolgreich waren. Weil der Begriff mit Versatzstücken aus den Krankheitsbildern Schizophrenie und Neurose angefüllt wurde, haftete ihm zunächst etwas Beliebiges an.

Ein inflationärer Gebrauch der Diagnose war die Folge. Die breitere Anwendung psychotherapeutischer Techniken und Haltungen führte zudem nach anfänglichem Enthusiasmus zur Ernüchterung, da bei vielen Klientinnen und Klienten der erhoffte Erfolg ausblieb. »Borderline« wurde daher auch zum Synonym für eine »komplikationsreiche« Therapie und so zu einer Art Schreckgespenst für psychotherapeutisch orientierte Helfer. Dabei gelang es vielen Helfern nicht, zwischen den Schwierigkeiten mit der Therapie und den betroffenen Menschen selbst zu unterscheiden. So wurde an vielen Orten *der Borderliner* zur Bedrohung, der Begriff zu einer Bezeichnung für »den problematischen Patienten«. Noch heute findet sich am Ende einer weitgehend misslungenen Zusammenarbeit zwischen Helfern und betroffenen Menschen in den Krankengeschichten die Diagnose: Borderline.

Gerade die Theorie, dass es sich bei der Borderline-Störung um eine Übergangsform zwischen Psychose und Neurose handele, hat dazu geführt, dass die Diagnose zunächst weniger auf spezifische Symptome als auf theoretischen Modellen fußte. In Anlehnung an die psychoanalytische Theorie wurde daher auch von »früher Störung«, »Störung auf Borderline-Niveau« etc. gesprochen, ohne dass die Bindung an *bestimmte* Symptome vorgenommen wurde. Dies führte ebenfalls zu einer gewissen Unschärfe bei der Diagnose. Der emotional aufgeladene Begriff »Borderline« ist also aus seiner Geschichte zu verstehen. Er hat ansonsten seinen erklärenden Wert verloren und ist eigentlich überholt. In der ICD (International Classification of Diseases) ist entsprechend die Bezeichnung *Emotional instabile Persönlichkeitsstörung (vom Borderline-Typ)* eingeführt worden, die sicherlich die Art der Störung sehr viel deutlicher beschreibt.

Operationalisierte Diagnose

Die ersten Definitionen der Borderline-Störung wiesen also recht viele Unzulänglichkeiten auf. Trotz dieser »Sammelkategorie« blieb das Problem bestehen, dass es Patientinnen und Patienten gab, deren Merkmale und Verhaltensweisen nicht in den sonstigen Kategorien psychiatrischer Diagnostik abgebildet werden konnten. Dabei waren die Phänomene, die heute unter dem Begriff »Borderline« verstanden werden, schon seit langem bekannt und zunächst als Variante der Hysterie verstanden worden.
Die gegenwärtige Klassifikation ist ohne die Entwicklung der operationalisierten Diagnosesysteme nicht zu verstehen. Die multifaktorielle Verursachung psychischer Erkrankungen macht eben jeden Versuch zunichte, für die Entstehung einer Krankheit jeweils nur eine Ursache verantwortlich zu machen. Zudem ist die Gefahr groß, dass die Ausrichtung an allzu engen Krankheitsmodellen den Blick auf andere Aspekte der Krankheit verstellt und die Diagnose zu einseitig und nicht ausreichend objektiv er-

scheinen lässt. Dies ist der Grund, warum sich moderne Diagnosesysteme allein an *Kriterien* orientieren, die übereinstimmend als Merkmale einer Erkrankung anerkannt sind. Erst das Vorliegen mindestens eines Teils dieser Merkmale rechtfertigt die Diagnose. Dies macht Überlegungen zu den Ursachen und Bedingungen einer Krankheit allerdings nicht überflüssig, lässt jedoch sehr viel mehr Spielraum, die einzelnen Aspekte der Krankheit zu betrachten. Eine solche Diagnose wird »operationalisierte Diagnose« genannt.

In einer solchen diagnostischen Systematik gilt das Borderline-Syndrom als Persönlichkeitsstörung, allerdings nur wenn eine »moderne« Auffassung von Persönlichkeit zugrunde gelegt wird. Persönlichkeitsstörungen entwickeln sich nach dieser Definition aus relativ überdauernden Persönlichkeitsmerkmalen, denen durch den Bezug auf den (sozialen) Kontext ein Krankheitswert zukommt. Es gibt daher auch hinsichtlich der Borderline-Störung eine Auseinandersetzung, ob es sich um eine Krankheit oder nur um ein Bedingungsgefüge für die Entwicklung von Krankheitssymptomen handelt. Die Merkmale der Borderline-Persönlichkeitsstörung greifen aber in der Regel derart massiv in das Lebensgefühl der Betroffenen ein, dass die Suche nach zusätzlichen »Krankheitszeichen« in der Praxis oftmals keinen Vorteil erbringt. **Persönlichkeit, Seiten 16 f., 82 f.**

Unter diesen Voraussetzungen lassen sich Kriterien der Borderline-Störung definieren, wie es beispielsweise im amerikanischen DSM (Diagnostic and Statistical Manual) geschehen ist.

Definition

Danach ist die Borderline-Persönlichkeitsstörung bestimmt als ein tiefgreifendes Muster von Instabilität in zwischenmenschlichen Beziehungen, im Selbstbild und in den Affekten sowie von deutlicher Impulsivität geprägt. Der Beginn liegt im frühen Erwachsenenalter und manifestiert sich in verschiedenen Lebensbereichen.

Mindestens fünf der folgenden Kriterien müssen für die Diagnose »Borderline« erfüllt sein:

1. Verzweifeltes Bemühen, tatsächliches oder vermutetes Verlassenwerden zu vermeiden oder Alleinsein zu verhindern.
   Beachte: Hier werden keine suizidalen oder selbstverletzenden Handlungen berücksichtigt, die in Kriterium 5 enthalten sind.
2. Ein Muster instabiler, aber intensiver zwischenmenschlicher Beziehungen, das durch einen Wechsel zwischen den Extremen der Idealisierung und Entwertung gekennzeichnet ist.
3. Identitätsstörung: ausgeprägte und andauernde Instabilität des Selbstbildes oder der Selbstwahrnehmung (etwa Sexualität).
4. Impulsivität in mindestens zwei potenziell selbstschädigenden Bereichen (Geldausgaben, Sexualität, Substanzmissbrauch, rücksichtsloses Fahren, »Fressanfälle«).
   Beachte: Hier werden keine suizidalen oder selbstverletzenden Handlungen berücksichtigt, die in Kriterium 5 enthalten sind.
5. Wiederholte suizidale Handlungen, Selbstmordandeutungen oder -drohungen oder Selbstverletzungsverhalten.
6. Affektive Instabilität infolge einer ausgeprägten Reaktivität der Stimmung, zum Beispiel hochgradige episodische Dysphorie, Reizbarkeit oder Angst, wobei diese Verstimmungen gewöhnlich einige Stunden und nur selten mehr als einige Tage andauern.
7. Chronische Gefühle von Leere.
8. Unangemessene, heftige Wut bzw. Schwierigkeiten, die Wut zu kontrollieren (etwa häufige Wutausbrüche, andauernde Wut, wiederholte körperliche Auseinandersetzungen).
9. Vorübergehende, durch Belastungen ausgelöste paranoide Vorstellungen oder schwere dissoziative Symptome.

MERKE → **Im Rahmen der »operationalisierten Diagnostik« sind neun Kriterien entwickelt worden, die der Diagnose einer Borderline-Störung zugrunde gelegt werden, von denen fünf zutreffen müssen.**

Gerade im Hinblick auf die Praxis im Umgang mit den betroffenen Menschen ist es sinnvoll, die Auswirkungen der in der Klassifikation beschriebenen Symptome genauer zu betrachten. Zunächst einmal lassen sich zu diesem Zweck die neun Kriterien in drei Kategorien zuordnen:

- Schwierigkeiten, mit sich selbst zurechtzukommen;
- Schwierigkeiten, auf Situationen angemessen emotional zu reagieren;
- Schwierigkeiten, auf der Suche nach eindeutigen Beziehungen nicht alles durcheinandergeraten zu lassen.

Mit sich selbst zurechtkommen

Zu dieser Kategorie gehören zunächst einmal die Kriterien 1 und 7. Jede seelische Erkrankung beeinflusst das Selbstvertrauen und das Selbstbewusstsein, so auch die Borderline-Erkrankung. Selbst wenn es nach außen oftmals anders wirkt, so plagen sich die betroffenen Menschen doch mit Selbstzweifeln und mit gelegentlich unbarmherziger Selbstkritik, die bis zum Selbsthass gehen kann. Viele sind unzufrieden mit ihrem Äußeren, vermissen spezifische Fähigkeiten oder glauben fest an die Überlegenheit der anderen.

Noch schwieriger ist der Blick nach innen. Hier erschließt sich eine Welt voll Anspannung, beinahe unerträglichem Druck und aufreibender Unruhe. In einem solchen Binnenklima hat es eine differenzierte Selbstwahrnehmung schwer, stellt sich nur mit Mühe Zufriedenheit ein und fällt auch der Genuss schwer. Dieses innere Chaos wird von vielen als Leere erlebt, die besonders dann spürbar wird, wenn Außenreize fehlen. Deswegen kommt es rasch zu einem Gefühl der Langeweile und das Alleinsein wird vermieden. Innere Leere und Langeweile sind oft Anlass für emotionale Krisen. Dies erklärt, warum viele Betroffene gerade am Wochenende, während des Urlaubs etc. Krisen erleben und entwickeln.

Borderline-Kranke entwickeln selbstverständlich Kompensationsmechanismen. Dazu gehört etwa der Konsum von Drogen, Medikamenten oder Alkohol (Kriterium 4). Aber auch das selbstverletzende Verhalten dient vielen zum Lösen innerer Anspannungen. In einem gewissen Sinne gehört auch die chronische Suizidalität (Kriterium 5) in diese Kategorie, denn das häufige Denken an den Suizid hilft gelegentlich bei der Herstellung einer inneren Struktur und bekommt dabei den Charakter einer Art russischen Roulettes.

⟵ Innere Spannungen

Die Auseinandersetzung mit der inneren Verfassung sowie der Versuch, der inneren Spannung zu entgehen, haben natürlich Auswirkungen auf die zwischenmenschlichen Beziehungen, denn das Gegenüber wird oftmals dringend zur Kompensation gebraucht. Dazu muss der andere auf die Probleme aufmerksam gemacht und alarmiert werden, was möglicherweise zu einer erheblichen Dramatisierung der Beziehung führt. Die Schattenseite einer solchen Beziehungsaufnahme ist, dass sich beim anderen über kurz oder lang der Eindruck einstellt, manipuliert, ausgenutzt und kontrolliert zu werden. Der daraus folgende Versuch, sich dieser Kontrolle zu entziehen, führt dann immer wieder zu einer für alle Seiten schwer erträglichen Eskalation.

Leider ist gerade im psychosozialen Kontext die Gefahr einer solchen Eskalation besonders hoch. Dazu trägt eine Reihe von Merkmalen bei, etwa das Selbstverständnis der Helfenden. Diese fühlen sich verpflichtet, Verständnis für die Probleme des Betroffenen aufzubringen (möglicherweise auch bei einem gegenläufigen inneren Impuls), und glauben vor allem, für die Probleme des Betroffenen verantwortlich zu sein. So entsteht häufig eine von Problemen geprägte Beziehung. Gelingt die Lösung der Probleme, so hätte das die Beendigung dieser Form der Beziehung zur Konsequenz. Wie aber soll sich der Borderline-Kranke verhalten, wenn er doch gerade auf die Gegenwart des anderen angewiesen ist? Kann er also an einer wirklichen Lösung interessiert sein?

Noch ein weiteres Merkmal psychosozialer Versorgung birgt im Umgang mit Borderline-Kranken Risiken, nämlich die ungleiche Verteilung von Aktivität, Verantwortung und Kontrolle. Gerade im stationär-psychiatrischen Kontext können die Aktivitäten sehr unterschiedlich verteilt sein, etwa auf Akutstationen, deren Aufgabe auch die Gefahrenabwehr ist. Viele Aktivitäten dienen damit der Krisenbewältigung. Darunter leiden mitunter die strukturierten Aktivitäten der Betroffenen. So entsteht ein Missverhältnis von relativ belasteten Helfern und den weniger aktiven »Patienten«. Oft fehlt allerdings auch eine professionelle verstehende Haltung der Helfer.

Anderen psychisch erkrankten Personen kommt diese Rollenverteilung oft eher entgegen, etwa wenn sie durch die Krankheit noch sehr gehandicapt sind, nicht aber Borderline-Kranken, die damit noch mehr auf ihre inneren Spannungen zurückgeworfen werden. Es ist daher nicht verwunderlich, wenn durch diese Konstellation die Krise geradezu provoziert wird. Da sich die Helfenden für die Sicherheit und Unversehrtheit der Patientinnen und Patienten verantwortlich fühlen, ist eine stärkere Kontrolle die Folge. Daraus entwickelt sich dann ein Teufelskreis, aus dem keiner der Beteiligten einen Ausweg findet.

Borderline-Kranke greifen aus Mangel an angemessenen und konstruktiven Selbstwirksamkeitstechniken oft auf risikoreiche und gefährliche Techniken zurück (»sensation seeking«). Auch wird der Körper dazu ge- und missbraucht, um unangenehme innere Zustände zu verändern. Dabei wird der physiologische Aspekt von Emotionen genutzt, weil durch den Körper die Emotionen unmittelbar verändert werden können.

Selbstverständlich haben nicht alle zur Kompensation einer inneren Leere und Spannung entwickelten Verhaltensweisen negative Folgen für die Betroffenen, denn die Auswirkungen auf die Lebensqualität können durchaus unterschiedlich sein. Die Verbesserung des Befindens sollte deshalb der Maßstab für die Bewertung sein, mehr noch als die moralische Wertung des Verhaltens durch die Therapeuten.

Auch wenn aus diesem Aspekt der Borderline-Störung für die Hilfebeziehung Gefahren erwachsen, können die Konsequenzen sehr wohl positiv sein. Voraussetzung dafür ist allerdings das Wissen der Helfer über die Not des Betroffenen und die Bereitschaft, dieses Wissen im Umgang mit dem

Betroffenen auch anzuwenden. So sollten viele Symptome als Selbstheilungsversuche verstanden werden. Die Fähigkeit von Borderline-Kranken, andere an ihren Spannungen und Konflikten teilhaben zu lassen, ist aus einem anderen Blickwinkel heraus nämlich auch eine Ressource: So wird der Helfer in die Lage versetzt, wenigstens einen Teil der inneren Not des Betroffenen zu verstehen und mitzutragen. Tatsächlich brauchen Borderline-Kranke wenigstens zu Anfang der Hilfebeziehung ein solches »Containing«.

Die Bereitschaft des Helfers, den Betroffenen zunächst in dieser Weise zu stützen, kann dabei zu einer Art Überlebensoption werden. Eine solche Hilfe ist jedoch nicht nachhaltig, wenn sie über kurz oder lang nicht durch Aktivitäten ergänzt wird, die die Selbstsicherheit der Betroffenen stärken und auf ein autonomes Leben abzielen. Das zentrale Anliegen ist dabei die Stärkung von Selbstwirksamkeit im Umgang mit Emotionen und Krisen. Nachhaltige Entwicklung erfordert daher vonseiten der Helfenden eine Balance zwischen Tragen und Fordern. Nur so können sich Helfer außerdem vor dem Gefühl der Vergeblichkeit (sich ausgelaugt fühlen) schützen (eventuell mithilfe einer Supervision). → **Supervision, Seite 106**

Zudem legt dieser Aspekt der Borderline-Störung eine *aktive* Beziehungsgestaltung nahe. Es hat wenig Nutzen, allein in der Betrachtung innerer Spannungen und der Erwartung weiterer Katastrophen zu verharren. Dies kann sogar die Gefahr erhöhen. Der Krise soll ja vorgebeugt und sie nicht einfach abgewartet werden, denn dann ist das Risiko für den Betroffenen viel zu groß, den destruktiven Aspekten der Krankheit anheimzufallen. Es ist deswegen gut, wenn der Helfer den Betroffenen von Anfang an zu einer Art »tätiger Gemeinschaft« drängt. Ein programmatisches Vorgehen kann dabei helfen, ziellose Aktivitäten zu meiden.

Allerdings lässt sich ein Gefühl der inneren Leere nicht dauerhaft durch Aktivitäten verdrängen. Die Fähigkeit, mit sich allein zurechtzukommen, ist daher ein wichtiges Lernziel bei der Überwindung der Erkrankung. Möglicherweise stellt dieser Lernschritt aber eine der

← **Innere Leere**

größten Hürden auf dem Weg zur Gesundheit dar. Auf keinen Fall kann diese Fähigkeit vorausgesetzt werden.

MERKE → Es ist therapeutisch ratsam, mit Borderline-Betroffenen ein programmatisches Vorgehen für krisenhafte Phasen einzuüben, um ziellosen und schädigenden Aktivitäten vorzubeugen.

Emotional angemessen auf Situationen reagieren

Die emotionale Instabilität ist eines der zentralen Phänomene des Borderline-Syndroms (Kriterien 4, 6 und 8) und ist darüber hinaus sicherlich eine der Wurzeln dieser Erkrankung. Daher fußt auch ein theoretisches Modell dieser Störung auf diesem Phänomen. Zweifellos haben Emotionen und Stimmungen ihr Eigenleben. So bleibt die Instruktion »Sei glücklich!« in der Regel ohne den gewünschten Effekt. Stimmungen können sich sogar mehr oder weniger vollständig vom Kontext entkoppeln, wie etwa bei der bipolaren Störung. Meist besteht aber ein Zusammenhang zwischen Emotionen, Gedanken und Situationen, denn Gefühle haben ja geradezu den Sinn, den Menschen auf bestimmte Situationen einzustellen und für den Ausgleich von innerem und äußerem Erleben zu sorgen. Emotionen sind allerdings auch eng mit den Gedanken (Kognitionen) verknüpft.

Diese gedanklich-emotionalen Schemata ermöglichen erst eine Reaktion auf äußere wie auf innere Reize. Die spontane Reaktion auf eine Situation kann sich als ungünstig herausstellen, sodass Veränderungen und Anpassungen notwendig werden, beispielsweise kann ein spontan entstandener Ärger Ausgangspunkt für die Klärung einer Beziehung sein. Ein Impuls stellt eine spontane emotionale Reaktion dar, der zunächst ein schnelles Handeln ermöglicht. Impulse müssen aber im oben genannten Sinn einer Revision unterworfen werden. Gelingt diese nicht, bleibt der Betroffene von seinen Impulsen bestimmt.

Einige der Konsequenzen, die aus einer solchen Impulsivität erwachsen können, sind:

- schnelle, überhastete Entscheidungen,
- Intoleranz gegenüber Verzögerungen von Belohnung,
- Tendenz, eine Serie von Reaktionen frühzeitig zu beenden (= Mangel an Durchhaltevermögen),
- Tendenz, einen einmal eingeschlagenen Reaktionsweg beizubehalten (= Mangel an Fähigkeit zum flexiblen kognitiven Wechsel).

Es ist leicht ersichtlich, dass eine unzureichende Kontrolle der Emotionen zwangsläufig zu Störungen führen muss, vor allem geht die innere Ordnung verloren, wie es der folgende Brief einer Betroffenen verdeutlicht.

BEISPIEL → »Ich war vor ein paar Jahren (Alter 17–19) in psychiatrischer Behandlung (sieben Monate stationär, danach zwei Jahre ambulant). Die damalige Diagnose lautete: ›Emotionale Instabilität mit gleichzeitig erschwerender Hochbegabung‹. Beim Stöbern im Internet bin ich jetzt auf den Begriff ›Borderline‹ gestoßen – die Symptomangaben passen irgendwie alle auf mich:

- Beziehungsschwierigkeiten – meine Beziehungsprobleme genauer zu beschreiben würde zu weit führen, aber was ich darüber gelesen habe, trifft auf mich zu;
- selbstschädigendes Verhalten – unter anderem Fresssucht, Rauchen;
- Stimmungsschwankungen bzw. Zornesausbrüche – oh ja, die hab ich –, meine Grundstimmung ist ... hm ... pessimistisch, würde ich sagen, ab und zu depressiv, Angstzustände, oft auch ›hyperaktiv‹, oft reizbar und ich raste bei Kleinigkeiten aus;
- Selbstverletzung/Suizid – hm ... ich ritze, seit ich 15 bin (übrigens nur am linken Arm), Suizidversuche bisher nur sehr halbherzig, eher als Hilferufe ... sind aber schon ziemlich lange her;
- Ich-Identität – nun ja, ist schwer, das in Kürze zu beschreiben ... ich bin Perfektionistin ... habe ein sehr geringes Selbstwertgefühl, außer mir ist gerade was Tolles gelungen ... hält aber leider nie lange vor ...;
- Leere und Langeweile – erdrückt mich ziemlich häufig, bin aber oft nicht in der Lage, selbst etwas dagegen zu tun ... ich erwarte dann oft

von anderen, ›mich zu unterhalten‹, die verstehen das aber oft nicht, dann geht's mir noch schlechter;

- Angst vor dem Verlassenwerden – zieht sich durch mein ganzes Leben, ich kriege Panik, wenn jemand, den ich mag, weggeht, wenn auch nur kurz ... seit etwa zwei Jahren habe ich es ganz gut im Griff, allerdings nur, wenn derjenige sich ordentlich verabschiedet ...«

Noch größere Schwierigkeiten als mit der Kontrolle von Emotionen haben die Betroffenen bei deren Regulation. Sind in einer Situation mehrere, sich vielleicht sogar widersprechende emotionale Reaktionen möglich, etwa bei dem Wunsch nach Annäherung und der Angst vor Abhängigkeit, können Borderline-Kranke jedes Sicherheitsgefühl verlieren.

Wird die mit den emotionalen Reaktionen einhergehende Spannung so hoch, dass sie nicht mehr verarbeitet werden kann, dann kann es bei Borderline-Kranken zu Dissoziationen (Kriterium 9) kommen. Dabei wird die Umwelt, der eigene Körper oder das innere Erleben als verändert und fremd wahrgenommen. Das Gefühl der Authentizität geht verloren, weil die Emotionen aus dem Erleben ausgeklammert und damit neutralisiert werden.

Die emotionale Instabilität hat Auswirkungen auf die Beziehungen allgemein und somit auch auf die Hilfebeziehung. Beispielsweise kann sie zu einer unzureichenden Frustrationstoleranz beitragen oder aufgrund überschießender Reaktionen zu Schuldgefühlen und sozialem Rückzug führen. Immerhin bleibt aber die Fähigkeit erhalten, Gefühle zu entwickeln, auch wenn sie noch so diffus sind, so auch die Fähigkeit zur Liebe.

In welch seltsamem Kontrast stehen dazu doch die Anforderungen an die Gefühlskontrolle der Helfenden! Die sollen sich jederzeit im Griff haben und die Hilfebeziehung möglichst nicht von den eigenen Gefühlen bestimmen lassen. Ausgeprägter kann ein Kontrast nicht ausfallen. ⟵ **Helferbeziehung**

Die Spannungen, die aus diesem Kontrast entstehen, führen der Hilfebeziehung aber auch Energie zu. Wie wäre es, wenn der Helfer aufhört, seine

Gefühle zu unterdrücken, sondern lernt, sich dieser klug zu bedienen, indem er sie in der Beziehung offenlegt? Können Gefühle dann nicht eine Art Kompass für den Weg zu einem besseren Verständnis sein? Und ist es nicht ein Zeichen von gelungener Kooperation, wenn der Betroffene auf dieser Grundlage und am Beispiel des Helfers lernt, mit welchen emotionalen Variationen reagiert werden kann? Vielleicht ist eine solche Form der Zusammenarbeit eine fruchtbare Basis für Entwicklungen und eine Möglichkeit, etwas Farbe in die Beziehung zu bringen.

MERKE → **Borderline-Kranke haben Schwierigkeiten, Emotionen zu kontrollieren und zu regulieren. Diese Eigenschaft steht im Kontrast zu den Anforderungen, die an den Helfer im Umgang mit seinen Emotionen gestellt werden. Die Betroffenen profitieren deshalb gerade von dem Umgang des Helfers mit Emotionen, sodass seine Emotionen ein wichtiges Element der Beziehungsgestaltung darstellt.**

Auf diese Weise kann es für den Betroffenen möglich werden, den Umgang mit Gefühlen auf dem Weg zur Gesundheit zu lernen, sonst gelingt die Orientierung in einer komplexen sozialen Welt nicht oder nur eingeschränkt. So ist etwa die Toleranz von Arbeitgebern, Partnern, Freunden und anderen natürlich begrenzt. Die therapeutischen Helferinnen und Helfer sind hier gleichsam Trainer und Sparringspartner zugleich.

Voraussetzung für ein erfolgreiches Vorgehen ist jedoch die Einigung auf »Spiel«regeln. Die Formulierung solcher Regeln ist in erster Linie die Aufgabe des Helfers. Er muss die Lernschritte bestimmen und darauf achten, dass die jeweiligen Schritte nicht zu groß sind. Auch hier kann ein programmatisches Vorgehen im Sinne eines Trainingsprogramms nützlich sein. Das sogenannte Fertigkeitstraining der Dialektisch-Behavioralen Therapie (DBT) ist als ein solches Trainingsprogramm gestaltet. → Übende Verfahren, Seiten 114 f.

Spielregeln

Auf der Suche nach Beziehungen gerät alles durcheinander

Auf dieser Charakterisierung der Borderline-Störung (Kriterium 2 und 3) fußt eine weitere Borderline-Theorie. Im Gegensatz zu anderen seelischen Erkrankungen ist bei der Borderline-Persönlichkeitsstörung die Fähigkeit, Beziehungen zu knüpfen, durchaus vorhanden. Mehr noch ist aufgrund der Probleme mit dem inneren Erleben bei vielen eine Tendenz zu beobachten, besonders enge Beziehungen einzugehen bzw. von den jeweiligen Beziehungen sehr viel zu erwarten. Nun sind ja Beziehungen fortwährend Änderungen unterworfen, etwa im Hinblick auf die Bedeutung, Intensität oder Stabilität. So ist das Entstehen von Ambivalenzen und Unsicherheiten nicht zu vermeiden. In gewisser Weise wird eine Beziehung erst durch ihre Veränderung stabil.

⟵ Ambivalenz und Angst

Ambivalenz und Unsicherheit können aber auch Angst auslösen, vor allem dann, wenn die Integration unterschiedlicher oder sogar widersprüchlicher Emotionen nicht gelingen mag. Meistens lässt sich durch eine Klärung wieder Sicherheit herstellen, oftmals besteht aber die Ambivalenz weiter und muss dann ausgehalten werden, um die Beziehung aufrechterhalten zu können. Vor allem kann nur durch die Akzeptanz von Ambivalenz gewährleistet werden, dass die Autonomie der Partner nicht verloren geht. Es ist wahrscheinlich, dass dieser Aspekt in Beziehungen im Laufe der Entwicklung gelernt wird, etwa bei der Auflösung der anfänglichen Symbiose zu den primären Bezugspersonen.

Weil dieser Prozess mit Angst einhergeht, sind die integrativen Fähigkeiten der Bezugspersonen besonders gefordert. Fehlt diese Unterstützung, kann die Angst erhalten bleiben und die zukünftigen Beziehungen prägen. Dies genau ist bei Borderline-Kranken der Fall. Die Auswirkungen auf die Beziehungen sind fatal, denn damit kann die Entwicklung der Beziehung blockiert und die Beziehung zyklisch infrage gestellt werden. Borderline-Kranke helfen sich so, die irritierenden und widersprüchlichen Aspekte einfach zu ignorieren und damit abzuwehren (im psychoanalytischen Sprachgebrauch: Abwehrmechanismus der Spaltung). Dies gelingt jedoch meistens nur unvollständig. Gelegentlich kann durch einen abrupten Wechsel der Haltung (Schwarz-Weiß-Denken) das innere Gleichgewicht aufrechterhalten werden, auch wenn ein solcher Wechsel zu erheblichen Irritationen führt. Regelmäßig gerät jedoch der gesamte innere Gefühlshaushalt außer Kontrolle, mit entsprechenden Folgen für die zwischenmenschlichen Beziehungen.

Diese Besonderheiten in der Beziehungsgestaltung von Borderline-Kranken spiegelt sich selbstverständlich auch in der Helfer-Patient-Beziehung wider und ist oft für den Umgang mit den Erkrankten sehr charakteristisch. Das folgende Beispiel soll diese Merkmale veranschaulichen.

BEISPIEL → Als junger Assistenzarzt hatte Dr. D. bislang im Akutbereich der Klinik gearbeitet und sich darauf gefreut, auf der neuen Station vermehrt psychotherapeutisch arbeiten zu können. Er empfand sich allerdings als Anfänger, und daher wunderte er sich nicht, dass er von dem neuen Team mit einer gewissen Vorsicht und Distanz behandelt wurde. Zunächst war er ohnehin damit beschäftigt, sich in der Organisation der Station zurechtzufinden. Er wunderte sich ein wenig, die psychotherapeutische Konzeption der Station nicht erkennen zu können, obwohl das Wort »Psychotherapie« häufig verwendet wurde. Wahrscheinlich hatte er die Struktur der psychotherapeutischen Arbeit nur noch nicht erfasst.

So musste er sich zunächst daran gewöhnen, dass bei den Teamsitzungen und Fallbesprechungen nicht nur die Fakten, sondern auch Hypothesen über die Ursachen und Gründe für das Verhalten der Patienten ausgetauscht wurden. Sätze wie »Herr G. agiert«, »Frau M. reagiert narzisstisch« fanden Eingang in seinen professionellen Wortschatz.

Eine seiner ersten Patientinnen war Frau K., eine untersetzte Frau Anfang dreißig. Sie kam mit ihrem Mann zu Aufnahme, einem selbstständigen Handwerker. Nach der Geburt des Sohnes vor zehn Jahren hatte sie ihre Arbeit als Kauffrau aufgegeben, um sich voll und ganz der Betreuung des Sohnes widmen zu können. Frau K. gab als Grund für die Aufnahme in der Klinik an, von ihrem Therapeuten geschickt worden zu sein. Nach den Symptomen befragt, gab sie Angst als Grund an. Sie könne kaum noch allein zu Hause bleiben, deswegen müsse der Ehemann häufig seine Arbeit unterbrechen und sei mittlerweile darüber recht »genervt«. Sie habe wegen dieser Problematik zunächst eine ambulante Psychotherapie angefangen, der Psychotherapeut habe aber eigentlich kein wirkliches Interesse an ihren Problemen entwickelt und sie zuletzt sogar immer wieder kritisiert, weil sie nicht aktiv an den Problemen arbeiten wolle.

Frau K. fühlte sich durch diese Bemerkung unverstanden, da sie durch die quälende Angst oft gar nicht in der Lage sei, etwas zu unternehmen. Ihre Familie schilderte Frau K. später als durch und durch harmonisch und ohne Probleme. Dann aber beklagte sie sich gegenüber Dr. D. über den unsensiblen Umgang ihres Mannes mit ihr, der als Handwerker oft kein Gespür für ihren Zustand habe.

Dr. D. diagnostizierte eine Angsterkrankung und war recht froh, dass Frau K. gerne zu den Gesprächen kam und offensichtlich ein gewisses Vertrauen entwickelte. Bei der Analyse der Umstände zu Beginn der Angstsymptome schilderte Frau K., sie habe Probleme mit der Gebrechlichkeit des Vaters, der in der letzten Zeit wiederholt den Wunsch geäußert habe, zu ihr ziehen zu wollen. Sie sei sehr unentschieden, ob sie dem Wunsch des Vaters nachkommen solle. Der Sohn nehme sie nicht mehr so sehr in Anspruch, sodass sie durchaus Zeit habe, den Vater zu pflegen. Die Vorstellung jedoch, den Vater anfassen zu müssen, sei ihr aber überaus unangenehm. Sie könne sich daher nicht vorstellen, wie das mit dem Vater gehen solle. Immerhin konnte Frau K. ihre Angstsymptome in einem Zusammenhang mit dieser Entscheidung sehen, auch wenn sie sich ansonsten nicht ganz sicher war, ob sie nicht doch körperlich erkrankt sei.

Wegen dieser Vermutung kam es zu einer gewissen Spannung zwischen Dr. D. und dem Team, weil er eine Reihe von körperlichen

Untersuchungen veranlasste und sich den Vorwurf gefallen lassen musste, Frau K. versuche, sich durch die Forderungen nach den Untersuchungen von ihren wirklichen Problemen abzulenken, und vermeide es daher, an sich selbst und ihrer Angstsymptomatik zu arbeiten. Dr. D. veranlasste daraufhin keine weiteren körperlichen Untersuchungen mehr, erschrak dann aber, als Frau K. im Rahmen einer Wochenendbeurlaubung mit Verdacht auf Herzinfarkt auf einer Intensivstation aufgenommen werden musste. Der Verdacht bestätigte sich allerdings nicht.

Bei einer Supervisionssitzung schilderte Dr. D. das Problem von Frau K. mit der Pflege des Vaters. Es könne sich um eine ödipale Konstellation handeln und verdrängte sexuelle Wünsche gegenüber dem Vater könnten wieder zutage treten – das wurde als eine Hypothese genannt. Dr. D. fand diese Hypothese einleuchtend, wusste aber noch nicht genau, was er damit machen sollte. Ein gewisser Trost war es, dass Frau K. sich zunehmend positiv über die Behandlung äußerte. Sie finde in der Behandlung das Verständnis, das sie zu ihrem Fortkommen brauche. Immerhin ließen die Ängste nach und Frau K. konnte wieder immer mehr selbstständig unternehmen. Im Team nahm Dr. D. eine gewisse Häme wahr: »Ist wohl Ihre Lieblingspatientin.«

In einem der Kontakte zwischen Frau K. und Dr. D. kam das Thema der Pflege des Vaters auf. Dr. D. konnte sich später nicht erinnern, wer das Thema eigentlich eingebracht hatte. Frau K. schilderte ihren Vater als körperlich sehr hinfälligen und hilflosen Menschen. Sie nannte ihn »einen alten, gebrechlichen Greis«. Dr. D. bemühte sich bei diesem Thema um Neutralität, äußerte jedoch Verständnis für den Konflikt von Frau K. Mit der Bemerkung, sie solle in dieser Situation ihre eigenen Interessen nicht vernachlässigen und auch mal Nein sagen, wollte er die Grenzsetzungen von Frau K. stärken (ein weiterer Rat aus der Supervision). Sexuelle Wünsche konnte er bei den Schilderungen von Frau K. nicht entdecken. Die waren aber vielleicht nur tief verdrängt.

Immerhin schilderte Frau K. ihren Vater teilweise so liebevoll, dass Dr. D. die Bemerkung machte, sie empfinde wohl eine tiefe Zuneigung und Bindung zu dem Vater.
In den nächsten Tagen passierte dann die erste Katastrophe. Frau K. wurde mit aufgeschnittenen Handgelenken im Zimmer gefunden und musste chirurgisch versorgt werden. Als sie nach den Motiven für ihr Verhalten gefragt wurde, gab sie an, dass sie nicht mehr weiterwisse, ihr Leben sei hoffnungslos verkorkst. Die Behandlung habe ihr überhaupt nicht weitergeholfen, sie sei am Ende. Im Gespräch mit Dr. D. entschuldigte sich Frau K. dann für dieses Verhalten. Sie habe sich jetzt wieder gesammelt und stabilisiert.
Dr. D. fragte in der Supervision, wie er sich nun verhalten solle, und bekam zur Antwort, der psychotherapeutische Prozess sei offensichtlich in vollem Gange und die Konflikte träten offen zutage. Das erkläre die Krise. Im Team wurde vor allem die Suizidalität von Frau K. thematisiert. Dr. D. hielt einen Überwachungsplan für notwendig und nahm sich vor, selbst regelmäßig nach Frau K. zu sehen. Er war sehr erschrocken und konnte sich eigentlich keinen richtigen Reim darauf machen, warum sich die Situation so zugespitzt hatte.
Bei einem der Kontakte in den nächsten Tagen platzte es dann aus Frau K. heraus. Wie er sich denn einbilden könne, dass der Vater ein lieber Mensch gewesen sei? Er sei vielmehr ein grausamer Despot gewesen. Regelmäßig habe er die Mutter geschlagen. Mehrfach sei sie deswegen im Krankenhaus gewesen. Das Ganze habe erst aufgehört, als sie sich bei Auseinandersetzungen zwischen den Vater und die Mutter gestellt habe. In einer solchen Situation habe dann der Vater begonnen, sich ihr sogar sexuell zu nähern. Später habe sie die Situation kontrollieren können, indem sie den Vater befriedigt habe. So sei alles unter Kontrolle gebracht worden. Auch die Mutter sei zufrieden gewesen, weil sie so den Schlägen des Ehemannes entkommen sei. 13 Jahre sei sie damals gewesen, als die sexuellen Übergriffe des Vaters be-

gannen. Aufgehört habe das alles erst, als sie mit 17 Jahren wegen der Berufsausbildung von zu Hause weggegangen sei.
Dr. D. war erschüttert und schlagartig wurde ihm die Dimension des Problems deutlich. Er fühlte ein großes Bedürfnis, Frau K. zu schützen. Nie war ihm ein anderer Mensch so zerbrechlich und verletzt erschienen. Die Pflegebedürftigkeit des Vaters hatte die Erinnerung an die Traumatisierung der Kindheit und Jugend entfesselt und die Fassade zum Einstürzen gebracht. Beim Hinausgehen wurde Dr. D. nochmals von Frau K. zurückgerufen. Sie bat ihn, über die Ereignisse in der Herkunftsfamilie mit niemandem zu sprechen, insbesondere nicht mit dem Ehemann. Der würde sich sicher trennen, wenn er etwas über die Geschichte erführe. Schließlich bat Frau K. noch um einen Gefallen: Er solle ihr versprechen, dass sie nie auf eine geschlossene Station verlegt werde. Dieser Gedanke wäre für sie besonders bedrohlich, zumal sie jetzt zu ihm ein besonderes Vertrauensverhältnis aufgebaut hätte. Dr. D. fand es in dieser Situation selbstverständlich, Frau K. dieses Versprechen zu geben.
In der nächsten Zeit hielt sich Dr. D. an seine Zusage, mit niemandem über die Geschichte zu sprechen. Auf Wunsch von Frau K. befreite er sie von allen Therapien. Am Wochenende kam es dann zur nächsten Katastrophe: Frau K. fügte sich am Abend wiederum mehrere Schnittwunden an beiden Armen zu. Diesmal war jedoch die suizidale Absicht nicht erkennbar. Die Mitarbeiter fühlten sich so beunruhigt, dass sie für das Wochenende eine Dauerbetreuung für Frau K. organisierten.
Am Montag sprach Dr. D. wieder mit Frau K. Sie wirkte entlastet und konnte sich eigentlich nicht erklären, warum sie am Wochenende so gehandelt hatte. Sie äußerte die Befürchtung vor einer strengen Reaktion von Dr. D. Dieser zeigte aber Verständnis und vertraute Frau K. Unerwartet kam es am nächsten Wochenende erneut zu einer Selbstverletzung. Der Dienst habende Arzt ordnete sogar an, die persön-

lichen Dinge von Frau K. »zu filzen«. Es fanden sich zahlreiche scharfe Gegenstände, die daraufhin weggeschlossen wurden. Auch diesmal konnte sich Frau K. diese krisenhafte Zuspitzung nicht erklären. Im Gegenteil, es gehe ihr inzwischen deutlich besser.

In dieser Woche kam es zu einer sehr kontroversen Teamsitzung. Einige Mitarbeiter und Mitarbeiterinnen äußerten vor allem ihren Ärger über Frau K. Sie könne sich nicht an Absprachen halten. Am Wochenende ließe sie sich ganz schön bedienen, auch die Fürsorge ihres Mannes werde von ihr ausgenutzt. Der komme am Wochenende, bringe ihr Blumen und Süßigkeiten, dabei reagiere Frau K. häufig sehr ungehalten und harsch auf ihren Mann. Gelegentlich schicke sie ihn einfach weg. Vor allem aber verfüge die Station nicht über ausreichende Überwachungsmöglichkeiten. Man könne Frau K. kaum den Rücken zuwenden, ohne Gefahr zu laufen, dass sie sich wieder selbst verletze. Insgesamt sei das Team der Station mit der Betreuung von Frau K. restlos überfordert. Dr. D. bat nochmals um Verständnis für Frau K. Sie sei gegenwärtig in einer akuten Krise, für die es gute Gründe gäbe. Gerade jetzt sei es erforderlich, die Kontinuität der Betreuung zu wahren.

Im Inneren war Dr. D. über die offensichtliche Kaltherzigkeit einiger Teammitglieder bestürzt. Wie sehr fehlte doch einzelnen Mitgliedern des Teams die Fähigkeit, sich in die Situation von Frau K. einzufühlen; stattdessen stures Beharren auf Regeln und Grenzen. Er vermied es jedoch, seine inneren Gedanken zu äußern, zu sehr fühlte er sich vom Wohlwollen des Teams abhängig.

Das nächste Wochenende verging und Dr. D. kam morgens mit der Befürchtung zum Dienst, dass Frau K. sich wieder verletzt habe. In der Übergabe wurde aber nichts gesagt. Dr. D. spürte eine gewisse Erleichterung. Nach der Übergabe wollte er Kontakt zu Frau K. aufnehmen und erschrak, als er sie nicht in ihrem Zimmer antraf. Als er eine Mitarbeiterin nach dem Verbleib von Frau K. befragte, reagierte diese überrascht: Ob er nicht wisse, dass Frau K. am Wochenende wegen akuter Suizidalität auf die geschlossene Station verlegt worden sei.

Am folgenden Tag besuchte Dr. D. die Patientin auf der geschlossenen Station. Sie saß allein im Raucherraum. Als er den Raum betrat, wirkte sie abweisend und kühl: »Auch Sie halten nicht Ihre Versprechen.«

Die Geschichte ist aus der Sicht des Helfers erzählt, der ein wirkliches Wechselbad der Gefühle im Umgang mit einer Patientin erlebt und dabei in eine schwierige Situation gerät. Obwohl er sich bemüht, der Patientin Sicherheit und Vertrauen zu vermitteln, wird deutlich, dass dies nicht allumfassend möglich ist. So entsteht genau das Gegenteil von Sicherheit. Nun ruft die Patientin auch im Team Widersprüche hervor, über die offensichtlich nicht offen diskutiert werden kann. Es kommt daher auch zu keiner Integration der verschiedenen Eindrücke der einzelnen Teammitglieder.

Helferreaktionen

In diesem Fallbeispiel werden zahlreiche Charakteristika der Borderline-Störung und deren Auswirkungen auf die Hilfebeziehung deutlich. Wie bei vielen anderen Fällen nimmt die Betroffene nicht direkt wegen des Borderline-Syndroms Kontakt zu Helfern auf, sondern wegen einer Begleitsymptomatik. In diesem Fall ist es eine Panikstörung, eine der zahlreichen möglichen Kombinationen. Anscheinend hat diese Patientin im Hinblick auf das Borderline-Syndrom zur Zeit der Kontaktaufnahme noch kein Problembewusstsein. Möglich ist aber auch, dass die Patientin zwischenzeitlich einen Weg gefunden hatte, die Probleme zumindest zu begrenzen, und erst im Rahmen der aktuellen Krise wieder auf die Störung zurückgeworfen wurde.

Zunächst ergeben sich noch keine Hinweise auf das Vorliegen einer Borderline-Störung. Lediglich die Beschreibung der Beziehung zum Ehemann lässt auf einen gewissen Bruch in der Beurteilung schließen, denn die Beziehung wird zwar als harmonisch, der Mann aber auch als unsensibel beschrieben. Gerade die letzte Anmerkung bleibt dabei nicht ohne Auswirkungen auf die Hilfebeziehung, denn Frau K. schildert den ambulanten Therapeuten auf eine ähnliche Weise. Daher ist es naheliegend, dass Frau K. versucht, Dr. D. zu einem verständnisvolleren Umgang mit ihr zu drängen. Dr. D. geht auf den (nicht offen ausgesprochenen) Wunsch ein. Diese von beiden unausgesprochene Beziehungsvereinbarung trägt zunächst Früchte, denn es entwickelt sich eine durchaus harmonische, enge und in einem gewissen Sinn fruchtbare Hilfebeziehung.

Gleichzeitig beginnt aber auch ein subtiler Kampf um die Kontrolle in der Beziehung. Dr. D. kommt dabei Frau K. in einigen Aspekten entgegen, etwa bei der Gewährung körperlicher Untersuchungen, von deren medizinischer Notwendigkeit er eigentlich nicht unbedingt überzeugt ist. Der Harmonie wegen übernimmt er dabei die Ursachenhypothesen von Frau K. Andere Teammitglieder beurteilen dies und die Verhaltensweisen von Frau K. allerdings kritischer. An dieser Stelle tritt dann der erste jener zahlreichen Konflikte auf, die zunehmend das Geschehen zu prägen beginnen. Der Konflikt bleibt jedoch, zumindest in Teilaspekten, verborgen, jedenfalls kommt es nicht zu einem Dialog darüber. Dieser ist auch deswegen schwierig, weil alle Beteiligten bereits zu einem Urteil gekommen sind und keine offenen Fragen mehr gestellt werden. Warum glaubt Frau K., dass ihrer Problematik bislang kein ausreichendes Interesse entgegengebracht wurde? Warum hat Frau K. solche Schwierigkeiten, seelische Bedingungen für ihre Schwierigkeiten zu akzeptieren?

Auffallend ist ohnehin das Fehlen eines Gesprächs zwischen Frau K. und Dr. D. über die Art der Hilfe und die Rolle des Teams. So sind beide auf Vermutungen angewiesen, was der jeweils andere im Rahmen der Beziehung braucht. Dies hat zwar den Vorteil, dass damit Störungen und Irritationen vermieden werden können. Irritationen werden dann aber von anderen Teammitgliedern eingeführt, und zwar auf eine Weise, die als Kritik empfunden und deshalb abgewehrt wird. In der Supervision wird anhand der Schilderungen von Dr. D. ein Konfliktmodell (Ödipus-Konflikt) entworfen, ohne dass Dr. D. dieses Modell wirklich übernehmen kann. Trotzdem kommen in der Hilfebeziehung zunehmend die Probleme zur

Sprache; allerdings erst als der emotionale Konflikt unübersehbar wird, kommt es zu einer dramatischen Wende.

An dieser Stelle treten die charakteristischen Beziehungsstörungen des Borderline-Syndroms zutage. Dr. D. wird dabei von einem plötzlichen Wechsel in der Bewertung der therapeutischen Beziehung überrascht. Was vorher gut und richtig erschien, ist jetzt unnütz und sogar schädlich. Immerhin gelingt es Dr. D. und Frau K. jetzt, etwas mehr auch über unangenehme Erinnerungen und ungeklärte Fragen zu reden. Erstaunlicherweise führt dieser Dialog auch dazu, dass zwischen Frau K. und Dr. D. die ursprüngliche Harmonie wiederhergestellt werden kann. Es sind dann erneut die anderen Teammitglieder, die auf die Brüchigkeit der Konstellation hinweisen. Darüber kommt es im Team anhand der Verantwortungsfrage zu einem offenen Konflikt.

Die dabei entstehende Konstellation wird im Fachjargon oft als »Spaltung« bezeichnet, obwohl dieser Begriff an dieser Stelle wegen der Analogie zum Abwehrmechanismus »Spaltung« missverständlich ist. Ohnehin ist das Auftreten unterschiedlicher oder sogar gegensätzlicher Auffassungen noch nicht einmal das eigentliche Problem, sondern das Scheitern bei der Integration im Sinne einer angemessenen Problemlösung.

→ **Teamspaltung, Seiten 105, 149**

MERKE → Abrupte Wechsel in der Haltung zu einer Person können bei Borderline-Patienten zu massiven Beziehungsstörungen zwischen Patient und Helfenden führen.

Vorkommen und Verlauf der Störung

Da der Borderline-Begriff eine wechselhafte Geschichte hat und die gegenwärtige Klassifikation recht jung ist, sind zuverlässige Daten über die Verbreitung und den Verlauf der Störung rar. Sicher scheint, dass die Borderline-Störung vor allem eine Erkrankung des Jugendlichen und jungen Erwachsenen ist. In dieser Lebensphase ist die Erkrankung relativ häufig. Es werden Zahlen um 2 Prozent der Gesamtbevölkerung genannt. Frauen sind möglicherweise deutlich häufiger betroffen als Männer, fragen zumindest sehr viel häufiger Hilfe nach.

Die Häufigkeit der Borderline-Erkrankung nimmt mit dem Alter kontinuierlich ab. Nur ein geringer Teil dieser Abnahme kann auf Suizide zurückgeführt werden. Die Abnahme lässt sich also nur durch den Rückgang der Symptome erklären. Möglicherweise treten andere, vielleicht ebenso belastende Symptome an die Stelle. Doch selbst dann kann angenommen werden, dass sich das Borderline-Syndrom im Laufe der Zeit bei vielen Betroffenen bessert, die Erkrankung daher eine gute Prognose hat.

MERKE → **Der Verlauf der Erkrankung hängt maßgeblich von krankheitsunabhängigen Faktoren ab, etwa dem Bewältigungsverhalten, der sozialen Unterstützung, der sozialen Kompetenz des Betroffenen und vom Ergebnis der Therapie. Den meisten Betroffenen gelingt im Laufe der Erkrankung eine doch wenigstens tragbare Kompensation der Symptome. Bei vielen kommt es allerdings zur Entwicklung von Folgeproblemen, etwa von Suchterkrankungen.**

Typische Verhaltensmuster bei Borderline

Die unterschiedlichen Aspekte der Borderline-Störung haben Auswirkungen auf die Beziehungsgestaltung des Betroffenen. Dabei sollte man sich davor hüten, diese nach dem Motto »Borderliner sind ...« zu generalisieren, denn bei jedem Betroffenen gibt es eine individuelle Ausformung. So sind die typischen Merkmale allenfalls Anhaltspunkte. Gleichwohl kann die Beachtung von charakteristischen Verhaltensmustern im Alltag den Umgang mit den Betroffenen erleichtern und strukturieren helfen.

Im Rahmen der Dialektisch-Behavioralen Therapie (DBT) hat M. LINEHAN auf vier solcher Verhaltensweisen hingewiesen (Abbildung).

ABBILDUNG 5 **Verhaltensmuster bei Borderline-Persönlichkeitsstörungen** (nach M. Linehan)

Aktive Passivität
Damit ist eine passiv-hilflose Herangehensweise an Probleme gemeint, gekoppelt mit der aktiven Einforderung von Hilfe bei den Bezugspersonen.
Scheinbare Kompetenz
Der oftmals zu beobachtende erste Eindruck von Kompetenz täuscht darüber hinweg, dass die tatsächlich vorhandene Problemlösungskompetenz ernormen Schwankungen unterliegt.
Permanente Krise
Damit wird die Unfähigkeit bezeichnet, aus Krisensituationen auf ein stabiles Grundniveau neutralen emotionalen Funktionierens zurückkehren zu können.
Gehemmte Trauer
Es besteht eine andauernde Überforderungssituation vor dem Hintergrund einer verhinderten Trauerarbeit beim Umgang mit Krisenerfahrungen.

All diese Muster haben für die Praxis eine enorme Bedeutung. So führt die aktive *Passivität* regelmäßig zu Problemen in der Helferbeziehung, weil die professionelle Hilfe in der Regel als Hilfe zur Selbsthilfe verstanden wird. Die *scheinbare Kompetenz*, eine direkte Folge der emotionalen Instabilität, beeinflusst die Planbarkeit des Vorgehens und führt zu einer unzureichenden Risikovermeidung. Die *permanente* Krise erschwert die Auswertung von Situationen und führt bei allen Beteiligten zu einem dauerhaften Gefühl der Anspannung und Belastung. Die *gehemmte Trauer* kann eine umfassende Bedeutung haben, wenn der Betroffene dadurch daran gehindert wird, neue krisenhafte Situationen (etwa solche mit hoher Gefährdung) nach der Überwindung einer Krise auszuwerten und damit für notwendige Veränderungen zu nutzen. Das liegt auch daran, dass die Wahrnehmung und das Gedächtnis bei hoher Erregung eingeengt werden.

⟵ Helferreaktionen

Jede dieser Verhaltensweisen erfordert daher eine Reaktion des Helfers. Der aktiven Passivität etwa sollte mit der Betonung der Eigenverantwortung begegnet werden. Das bedeutet jedoch keineswegs Passivität des Helfers, sondern eher eine konsequente Konzentration auf einen lösungsorientierten Umgang mit Problemen. Permanente Krise und scheinbare Kompetenz erfordern eine gewisse Ausgewogenheit des Helfers, denn weder die ausschließliche Orientierung an Problemen noch die Vermeidung der Auseinandersetzung auch mit problematischen Verhaltensweisen hilft dem Betroffenen letztlich weiter. Die gehemmte Trauer erfordert vom Helfer Überlegungen, wie er dem Betroffenen die Auswertung von Erfahrungen erschließen kann. Abhängig vom emotionalen Zustand kann dabei die Reaktion unterschiedlich ausfallen. Mitunter kann ein beherztes Vorgehen erforderlich werden, etwa um Gefahren abzuwenden. Zu einer nachhaltigen Veränderung kommt es aber erst dann, wenn es gelingt, die Reaktionsmöglichkeiten zu erweitern.

MERKE → **Als Folge der Borderline-Störung zeigen sich mehr oder weniger ausgeprägte Störungen von Verhaltensweisen wie eine schwankende Kompetenz und gehäuftes Auftreten von Krisen.**

Noch eine Reihe von weiteren Problemstellungen wird häufig in Verbindung mit der Borderline-Persönlichkeitsstörung gebracht, auch wenn der jeweiligen Symptomatik auch andere Störungen zugrunde liegen können. Dazu gehören die folgenden Unterpunkte.

Selbstverletzendes Verhalten

Selbstverletzendes Verhalten ist eine Variante des breiten Spektrums der Selbstschädigung. Es gibt eine Reihe von kulturell akzeptierten Formen der Selbstschädigung wie Tätowierung, Piercing und Rauchen. Aber auch einige Extremsportarten beinhalten eine Art des Experimentierens mit Selbstschädigungen. Dabei ist die Tendenz, den eigenen Körper »zu traktieren«, um eine psychische Grenzerfahrung hervorzurufen, so alt wie die Menschheit selbst. Oftmals wurden diese Formen der Selbstschädigung religiös ritualisiert oder sie waren durchaus zweckgerichtet, etwa die Selbstverstümmelungen während eines Krieges, um dem Kampfeinsatz zu entgehen.

Selbstverletzungen kommen bei einer Reihe von seelischen Störungen vor, etwa bei geistig behinderten Menschen oder im Rahmen von schizophrenen Psychosen. Wie bei psychisch Gesunden sind die Motive für das selbstschädigende Verhalten durchaus unterschiedlich. Eines dieser Motive ist die Regulation von Gefühlen, wobei durch die Selbstschädigung Neurotransmitter aktiviert und Endomorphine ausgeschüttet werden, die ähnlich wie Medikamente die Emotionen und die Stimmung beeinflussen. Subjektiv wird dann bei der Selbstverletzung weniger der Schmerz als vielmehr die Spannungslösung wahrgenommen. Diese Wirkung der Selbstverletzung ist der Grund, warum viele Borderline-Kranke dieses Mittel zur Spannungslösung teilweise sogar exzessiv nutzen. Die Begegnung mit dieser Möglichkeit kann dabei zufällig sein, wie folgendes Beispiel zeigt.

BEISPIEL → »Sehr geehrter Herr R.,

vielleicht ist es etwas übertrieben, dass ich mich an Sie wende, aber ich habe schon seit vielen Jahren ein Problem mit meiner Haut. Seit ich in der Pubertät war und die üblichen Pickel sprossen, kann ich meine Finger nicht ›davonlassen‹. Ich kratze meine Pickel und Unreinheiten auf und kann einfach nicht aufhören. Selbst wenn sich die Stellen schon entzündet haben, knibble ich immer weiter. Ich kann nicht sagen, warum ich das mache, denn das Ergebnis sind hässliche Wunden, für die ich mich in der Öffentlichkeit und auch vor meinem Freund schäme. Ich suche meinen Körper geradezu nach etwas ab, was sich ausdrücken lässt. Auch während der Arbeit drücke ich an alten oder neuen Pickeln herum (bewusst, aber auch unbewusst).

Vor Jahren sagte mir ein Hautarzt mal so nebenbei, dass das psychisch bedingt sei, er ging aber nicht näher darauf ein. Ich kann mir das schon vorstellen, denn ich habe meines Erachtens nach ein recht schwaches Selbstbewusstsein – ich arbeite daran. Aber ich wüsste gerne, was die Ursachen für mein Handeln sind, ob ich mit diesem Problem alleinstehe, und vor allem, wie ich diese Sucht bekämpfen kann.«

In diesem Fall ist der Betroffenen der Zusammenhang des Verhaltens mit dem emotionalen Haushalt zunächst nicht bewusst. Das Verhalten wird daher als unverständlich und sinnlos empfunden. Zudem wird an dem Beispiel deutlich, wie groß die Gefahr der *Chronifizierung* ist und dass das selbstverletzende Verhalten immer mehr Lebensbereiche »infizieren« kann. Zuletzt verselbstständigt sich der Drang zur Selbstverletzung und die Betroffenen glauben, dem selbstverletzenden Verhalten nichts mehr entgegensetzen zu können. Im Beispiel spricht die Betroffene sogar von einer *Sucht*.

Ein Problem des selbstverletzenden Verhaltens ist dessen relativer »Erfolg«. Nicht nur die inneren Spannungen lassen sich mit selbstverletzendem Verhalten reduzieren, sondern auch die zwischenmenschlichen Beziehungen können davon geprägt sein und dadurch »reguliert« werden. Gerade dieser Aspekt kann Helfenden den Umgang mit dem selbstverletzenden Verhalten sehr erschweren, denn sie stecken in einem Dilemma: Drängt der Helfer auf die Beendigung des Verhaltens, geht dem Betroffenen ein wesentliches Instrument der Spannungsregulation verloren. Steigt durch diesen Verlust die innere Spannung an, verstärkt sich eventuell der Drang zur Selbstverletzung – Helfer wie Betroffener sind in einen Teufelskreis eingestiegen. Akzeptiert der Helfer das Verhalten aber, dann gerät er in Konflikt mit seinem Selbstverständnis und dem damit verbundenen Verantwortungsgefühl. Eventuell stellt er, ohne es zu wollen, sogar den Kontext zur Verfügung, der eine Ausweitung des selbstverletzenden Verhaltens ermöglicht. Die Gefahr der Verstärkung der Symptome durch die Hilfe sind dann besonders groß, wenn durch die Art der Hilfe das Symptomverhalten ermöglicht wird oder die Verantwortung für das Symptomverhalten auf den Helfer verlagert wird.

Verantwortungsübernahme

Grundsätzlich hebt die Borderline-Störung die Verantwortung des Betroffenen für sein Verhalten nicht auf. Das gilt zunächst auch für selbstverletzendes Verhalten. Glaubt der Betroffene auf dieses Verhalten nicht verzichten zu können, dann ist durchaus denkbar, das selbstverletzende Verhalten zeitweilig zu tolerieren, jedoch nur bestimmte auszuwählen und auf die Erarbeitung von Alternativen zu drängen. Stört das selbstverletzende Verhalten jedoch den therapeutischen Prozess oder führt sogar zur Beeinträchtigung anderer Menschen, dann kann dieses Verhalten unvereinbar mit der Fortsetzung der Hilfe werden. Spätestens dann muss zwischen Betroffenem und Helfer vereinbart werden, wie mit dem selbstverletzenden Verhalten umgegangen werden soll. Diese Vereinbarung kann allerdings die Verantwortung des Betroffenen in keinem Fall aufheben. Pathologische Verhaltensweisen, Seiten 143 f.

MERKE → **Selbstverletzendes Verhalten wird bei der Borderline-Störung zur Spannungsregulation eingesetzt. Vielfach kommt es zu einer Einengung auf diese Strategie. Beim Umgang mit selbstverletzendem Verhalten hat die Suche nach Alternativen Priorität. Die Eigenverantwortung des Betroffenen für das selbstverletzende Verhalten ist nicht eingeschränkt. Helfer und Betroffener müssen dafür sorgen, dass die Selbstverletzungen den Veränderungsprozess nicht blockieren und andere nicht gefährden.**

Chronische Suizidalität

Die chronische Suizidalität hat bei Borderline-Kranken vielfach die gleiche Funktion wie das selbstverletzende Verhalten und dient zur Regulation des emotionalen Haushalts. Den Hintergrund bilden die Störungen des Selbstbildes und ein damit verbundenes andauerndes Gefühl der Unzufriedenheit. Ähnlich dem selbstverletzenden Verhalten kann eine Tendenz zur Ausweitung und Generalisierung beobachtet werden, sodass zuletzt das gesamte Denken durch die Gedanken an den möglichen Suizid durchzogen ist. Die Folgen sind für den Betroffenen fatal, denn angesichts eines möglichen Todes verliert die Gegenwart ihre Bedeutung, fällt es schwer, sich auf die anstehenden Aufgaben einzulassen. Zudem können angesichts der Frage von Leben und Tod Zwischentöne nicht mehr aufgenommen und genutzt werden.

Aber auch für die Helfenden kann die chronische Suizidalität ein schwerwiegendes Problem darstellen. Zunächst hat die Hilfe bei seelischen Störungen eine mehr oder weniger kompromisslose Lebensbejahung zur Grundlage, zumal der Patientensuizid zu den dramatischsten Folgen einer gescheiterten Hilfe gehört. Der Patientensuizid trifft die Helfenden zutiefst in ihrem professionellen Grundverständnis. Daher mobilisiert Suizidalität mit Recht eine hohe Aufmerksamkeit und das Verantwortungsbewusstsein der Helferinnen und Helfer.

REGEL → **Suizidalität sollte in jedem Fall ernst genommen und sensibel beobachtet werden, zumal die Hinweise auf eine mögliche Gefährdung oft genug sehr diskret sind.**

Wie aber soll sich der Helfer verhalten, wenn ein Betroffener *immer* wieder seine Suizidalität anspricht oder sogar sogenannte parasuizidale Gesten zeigt? Auch hier wird ein Dilemma deutlich: Folgt der Helfer seinem Verantwortungsgefühl, läuft er Gefahr, sich selbst einem Zustand permanenter Sorge und Angst auszusetzen. Dieser Zustand wird den Helfer auf Dauer überfordern und damit mittelfristig die Helfer-Patient-Beziehung gefährden. Beachtet der Helfer die Suizidalität jedoch nicht, wird sich der Betroffene vielleicht in einem zentralen Punkt seines inneren Erlebens nicht ernst genommen fühlen und die Tendenz entwickeln, den Grad der Gefährdung vor dem Helfer zu verbergen.

← **Helferreaktionen**

Auch beim Umgang mit der Suizidalität gilt, dass grundsätzlich die Eigenverantwortung der Borderline-Kranken erhalten bleibt. Das widerspricht nicht der notwendigen lebensbejahenden Haltung des Helfers. Das Thema muss ansonsten in einer Art und Weise besprochen werden, dass ein offener Umgang mit dem Thema bestehen bleibt und gemeinsam das Gefährdungspotenzial bestimmt wird. Auf dieser Basis können dann konkrete Strategien entwickelt werden, wie der Gefährdung entgegengetreten werden kann. Dabei kann es reichen, wenn der Betroffene sich durch Ansprechen des Themas entlastet und so den Helfer an seinem inneren Erleben teilhaben lässt. Häufig ist es sinnvoll, den äußeren Anlass, der die chronischen Suizidalitätsgedanken erneut entfacht, konkret anzusprechen und Lösungsmöglichkeiten zu erarbeiten. In anderen Fällen wird es konkreter Absprachen bedürfen, wie beispielweise ein Wochenende gestaltet werden soll oder Ähnliches. Keinesfalls darf es dazu kommen, dass die Hilfebeziehung durch das Thema Suizidalität bestimmt wird und der Helfer sich diesem Thema emotional ausgeliefert fühlt. In einem solchen Fall ist eine offene Auseinandersetzung zwischen Helfer und Betroffenem unausweichlich, und zwar mit dem Ziel, die Zusammenarbeit wieder konstruktiv zu gestalten. → Teamspaltung, Seiten 105, 149

MERKE → Aufgrund der Störung des Selbstbildes und des Selbstvertrauens entwickeln Borderline-Kranke oft Gedanken an einen Suizid und parasuizidale Gesten. Helfen die Suizidgedanken bei der Regulation des inneren emotionalen Gleichgewichts, kann sich eine chronische Suizidalität entwickeln. In der Hilfebeziehung muss über dieses Thema offen gesprochen werden. Dabei sind Vereinbarungen und Reaktionen auf unterschiedliche Gefährdungsgrade das Ziel. Helfer und Betroffener müssen gemeinsam dafür sorgen, dass die Suizidalität nicht zu einem bestimmenden Faktor für die Hilfebeziehung wird.

Therapiegefährdendes Verhalten

Das Vertrauen eines Betroffenen in die Hilfe ist oft relativ. In die Hoffnung, durch eine Therapie der Lösung der drängenden Probleme näher zu kommen, mischen sich Ängste vor dem Scheitern der Hilfe, die Scham vor der Offenbarung des eigenen Versagens und die Furcht vor der Überlegenheit des Helfers. Selbstverständlich befindet sich auch der Helfer in einem Zwiespalt: Wird er die erforderliche Sympathie entwickeln können, die für das Verständnis des Betroffenen notwendig ist? Wird die Art der Hilfe bei dem Betroffenen auf Akzeptanz stoßen?

Zu Beginn, aber auch im weiteren Verlauf der Hilfe werden die Zweifel an dem Sinn der Zusammenarbeit wirksam sein. Diese andere Seite der Helfer-Patient-Beziehung braucht nicht unbedingt negativ bewertet zu werden, wenn sie im Rahmen des Hilfeprozesses konstruktiv genutzt werden kann. Folgendes Beispiel zeigt eine Variante, wie sich ein Zwiespalt gegenüber einer Behandlung äußern kann.

BEISPIEL → »Hallo, ich habe Ihr Buch über Borderline gelesen und möchte auch eine Borderline-Therapie machen. Ein Problem ist: Ich habe eine psychogene Aphonie, die sich in wochenlangem Unvermögen, zu reden, und im Verstummen äußert. Keiner hat bisher eine Möglichkeit der Heilung gefunden, diese blöde Aphonie macht es mir auch nie möglich, in einer Klinik aufgenommen zu werden, denn die Therapeuten und Ärzte lehnen mich deswegen kategorisch ab. Ich fühle mich so schlecht damit. Ich wünsche mir Hilfe, doch wird sie mir immer verwehrt wegen der Stimme. Haben Sie einen Rat? Wird mich das in Ihrer Klinik auch erwarten, also eine Absage, weil ich ohne Stimme im Gruppengeschehen nicht klarkommen würde und den Prozess störe?«

Therapie knüpft sinnvoll an den konstruktiven Seiten der betroffenen Personen an. Im Beispiel ist der Wunsch der Betroffenen, etwas an ihrem Zustand zu ändern, sicherlich ein solch konstruktiver Ansatzpunkt. Aber es gibt eben auch destruktive Anteile. Wie etwa soll Behandlung erfolgen, wenn die Betroffene nichts sagen kann oder will? So kann die Helfer-Patient-Beziehung durch die destruktiven Anteile infrage gestellt und letztendlich auch zerstört werden.

Borderline-Kranke bringen oft solche destruktiven Anteile mit. Sie stellen unangemessene Forderungen, halten sich nicht an Absprachen, überschreiten unzulässig Grenzen zwischen professionellen und privaten Beziehungen etc. O. F. Kernberg hat darauf hingewiesen, dass diesem *therapiegefährdenden Verhalten* meistens destruktive Affekte zugrunde liegen, die lebensgeschichtlich geprägt sind. Vor allem der Neid auf die tatsächliche oder vermeintliche Kompetenz des Helfers kann solche destruktiven Impulse aktivieren. O. F. Kernberg spricht in solchen Fällen von einer *negativen therapeutischen Reaktion.* → Therapievereinbarungen, Seiten 91 ff., 96 ff.

Therapiegefährendes Verhalten kann selbstverständlich auch von den Helfenden ausgehen, denn auch sie sind nicht vor destruktiven Ideen, Verhaltensweisen und Impulsen gefeit.

Das die Therapie gefährdende Verhalten entwickelt sich oft recht unscheinbar, wie im folgenden Beispiel deutlich wird.

BEISPIEL → Eigentlich hat es unscheinbar und gut mit Frau S. angefangen. Sie war in eine Beratungsstelle gekommen, weil sie unter diffusen Ängsten litt. Frau S. erzählte dort von einer wirklich erschütternden

Lebensgeschichte: Der Vater war alkoholkrank und hatte die Mutter und die Kinder immer wieder misshandelt. Auch Frau S. hat reichlich Gewalterfahrung.

Im Alter von 13 Jahren wurde sie dann vom Vater über viele Monate sexuell missbraucht. Der Mutter war der Missbrauch zunächst nicht aufgefallen. Nachdem sie aufmerksam geworden war, machte sie ihrer Tochter Vorwürfe, dass sie den Vater wohl offensichtlich verführt habe. Außerdem befürchtete die Mutter, dass die Exzesse des Vaters nun noch zunehmen würden. Später hätten sich sogar auch die Brüder Frau S. sexuell genähert. Sie sei dann aber sehr früh von zu Hause weggegangen und habe geheiratet.

Auch wenn sich der Ehemann alle Mühe gebe, fühle sie sich in der Ehe nicht recht wohl und wolle immer wieder ausbrechen. Die Ängste hätten begonnen, nachdem es zu Schwierigkeiten am Arbeitsplatz gekommen sei. Eigentlich könne sie sich aber keinen Reim darauf machen, woher die Ängste kommen.

Frau S. berichtete in den Gesprächen immer mehr Details ihrer Erlebnisse und bei der Beraterin verstärkte sich der Eindruck einer Polytraumatisierung. Daher war es naheliegend, den Gesprächskontakt zu intensivieren, wobei die Sozialarbeiterin ein tiefes Mitleid gegenüber Frau S. entwickelte und eine ausgeprägte Verletzlichkeit wahrzunehmen glaubte. Dies wurde dadurch bestätigt, dass es Frau S. immer schlechter zu gehen schien und sie sich hoffnungslos den Ängsten ausgesetzt fühlte. Daraufhin vereinbarten Frau S. und die Sozialarbeiterin zur Krisenintervention Telefonkontakte auch außerhalb der normalen Beratungszeiten. Frau S. hatte dieses Angebot zunächst abgelehnt, rief aber dann doch im Rahmen einer suizidalen Krise bei der Sozialarbeiterin an. Dieser fiel in der Folgezeit eine zunehmende Unselbstständigkeit von Frau S. auf. Sie war kaum noch in der Lage, ihre Angelegenheiten zu erledigen, und brauchte zunehmend auch praktische Hilfen wie Begleitung.

Die Sozialarbeiterin machte Frau S. daher in einer Supervisionssitzung zum Thema. Dort wurde ihr zurückgemeldet, dass Frau S. offensichtlich erstmalig eine tiefere Beziehung habe eingehen können, in deren Schutz offensichtlich die Traumatisierungen aus der Verdrängung herausgelöst werden. Jetzt gehe es um den Abschluss eines Trauerprozesses, bei dem die Aufrechterhaltung der Beziehung unbedingt erforderlich sei.
Die Sozialarbeiterin verstärkte nach der Supervision ihre Anstrengungen, auch wenn die Betreuung von Frau S. mittlerweile weit über den üblichen Rahmen hinausging. Telefonanrufe am Wochenende wurden zur Regel, weil sich die suizidalen Krisen in diesen Zeiten häuften. Trotzdem kam es für die Sozialarbeiterin überraschend, dass Frau S. eines Tages mit einer Überdosis Beruhigungsmittel in einer Klinik aufgenommen wurde. Selbstverständlich besuchte die Sozialarbeiterin Frau S. dort und wunderte sich darüber, wie kühl sie von den Mitarbeitern der Klinik aufgenommen wurde. Als sie dieses Verhalten hinterfragte, bekam sie die Auskunft, dass die Suizidalität von Frau S. so offensichtlich sei, dass ihr das als therapeutisch Verantwortliche hätte auffallen müssen und sie somit eine Mitverantwortung für den Suizidversuch trage.

Das Beispiel zeigt, dass therapiegefährdendes Verhalten besonders dann destruktiv ist, wenn es zu einer entsprechenden Resonanz beim Helfer führt. In einem gewissen Sinn verstärkt die Sozialarbeiterin ungewollt das problematische Verhalten. Sie hat ein Gefühl des Verständnisses und den Glauben, der Betroffenen helfen zu können. Das führt dazu, die eigenen Grenzen zu übersehen und das gemeinsame Handeln nicht kritisch zu reflektieren. Beispielsweise fällt es nicht auf, dass die Betroffene wesentliche Aspekte ihrer Probleme, etwa den tatsächlichen Grad der suizidalen Gefährdung, der Sozialarbeiterin vorenthält. Auch kommt es zu keiner Auseinandersetzung darüber, warum sich die Symptomatik im Rahmen der Hilfe verschlimmert. Daher ist die Überraschung groß, als die Kompetenz der Sozialarbeiterin nach dem Suizidversuch plötzlich infrage gestellt wird. ⟶ Aktive Passivität, Seiten 65, 136

Auf den ersten Blick ist es in dem Beispiel allerdings nicht leicht, das therapiegefährdende Verhalten zu erkennen. Es ist sogar zu vermuten, dass sich die Betroffene der Gefährdung der Beziehung gar nicht bewusst war. Auch für sie scheint es erforderlich, sich dieser destruktiven Seiten ihres Verhaltens selbstkritisch zu stellen.

Gelegentlich ist es erstaunlich, wie gut einige Borderline-Kranke über ihre destruktiven Seiten Bescheid wissen, auch wenn sie verständlicherweise nicht spontan darüber sprechen wollen. Wer mag schon zugeben, wenn das eigene Erleben von Wut, Hass und Neid bestimmt wird. Beim therapiegefährdenden Verhalten gibt es aber auch die Seite des Helfers, die den Betroffenen meist ungewollt auffordert, dessen destruktiven Seiten wirksam werden zu lassen. Dabei ist es doch wichtig, sich mit jenen Seiten zu verbünden, die eine positive Veränderung wollen.

Oft ist es gerade das Übersehen der eigenen Grenzen ⟵ **Grenzsetzungen** durch den Helfer, das einer Entgleisung Vorschub leistet. Dabei sind die eigenen Grenzen eine höchst individuelle Größe. Allgemeine Ratschläge wie etwa, sich bei Borderline-Kranken generell persönlich zurückzuhalten, sind dabei nur von beschränktem Nutzen. Wichtiger erscheint die Fähigkeit des Helfers, die eigene Integrität zu wahren und sich eben nicht der Zerstörungswut (woher sie auch immer kommen möge) auszuliefern. Ansonsten ist das therapiegefährdende Verhalten ein Gegenstand der Therapievereinbarungen, und zwar nicht mit dem Ziel, die destruktiven Aspekte völlig aus der Hilfebeziehung auszuklammern, sondern einen geeigneten und praktikablen Weg zu finden, der einen Umgang mit derartigen Gefahren ermöglicht. ⟶ Therapievereinbarungen, Seiten 91 ff., 96 ff.

Verhalten bei Posttraumatischen Belastungsstörungen

Die Borderline-Störung ist häufig mit einer traumatischen Entwicklungsgeschichte verbunden. Dazu gehören ungünstige Entwicklungsbedingungen, wie etwa die Konfrontation mit chronischer Aggressivität, aber auch manifeste traumatische Erlebnisse wie der Verlust eines sehr nahestehenden Menschen. Letztere können im Sinne einer Posttraumatischen Belastungsstörung nachwirken, wie das folgende Beispiel zeigt.

BEISPIEL → »Bei mir kommen bestimmte Flashs sofort hoch, wenn ich über ein bestimmtes Thema gesprochen habe. Dann stehen die eigenen Bilder wieder real vor meinen Augen, und sogar körperlich reagiere ich darauf massiv mit Unterleibsschmerzen. Was kann ich selbst dagegen machen, dass die Bilder wieder verschwinden? Es ging um Vergewaltigung, und da ich selbst Betroffene bin, sehe ich es wieder wie einen Film vor mir ablaufen. Auch gedanklich rutsche ich seitdem immer weiter ab.«

Die Wirkungen und Nachwirkungen einer traumatischen Situation sind außerordentlich komplex, weil nicht nur die Eindringlichkeit des Ereignisses, sondern auch das subjektive Erleben und Verarbeiten die Folgen bestimmen. Gerade bei Kindern ist zudem die Reaktion der Bezugspersonen daran beteiligt, ob aus einem katastrophalen Ereignis eine Traumatisierung folgt.

← Hilflosigkeit

Zentral für die Entwicklung einer Traumatisierung ist das Gefühl der Hilflosigkeit. Aufgrund dieser Hilflosigkeit wird der Betroffene mit Erinnerungen und Bildern geradezu überschwemmt. Aber Traumata können auch zu dauerhaften Verletzungen führen, beispielsweise können bestimmte Gefühls- und Erlebensquellen mehr oder weniger versperrt bleiben, oder es kann zu ungünstigen kognitiv-affektiven Kopplungen kommen, etwa bei der Verknüpfung von Sexualität und Gewalt. Dann werden wichtige Aspekte der Lebensqualität negativ beeinflusst.

Bei der Traumatisierung spielt die Erinnerung oft keine segensreiche Rolle. Sie selbst kann traumatisierend wirken, weil mit ihr auch das Gefühl der Hilflosigkeit hervorgerufen wird. Oder die Erinnerung kann so zerstückelt sein, dass es für den Betroffenen zu einer ungünstigen Vermischung von Vergangenheit und Gegenwart kommt.

Auch für die Helfenden ist der Umgang mit einer traumatisierenden Entwicklung des Betroffenen alles andere als leicht. Zunächst einmal muss der Helfer die Beendigung der traumatisierenden Situation sicherstellen, dann aber stellt sich die Frage nach dem Umgang mit den Erinnerungen, wenn mit ihnen die Gefahr der Retraumatisierung verbunden ist. Noch größer ist die Gefahr, dass die notwendige Unterscheidung von Täter und Opfer auch andere Lebensbereiche bestimmt und damit die Eigenverantwortung geschwächt wird (siehe auch das Beispiel im vorherigen Kapitel). So kann die Rolle als Opfer zweifach schädigend sein. Darüber hinaus ist es nicht selten, dass sich die Traumatisierung, etwa die Täter-Opfer-Dynamik, in der Behandlung re-inszeniert. So kann der Helfer in eine »unhaltbare« Position kommen, die die professionelle Rolle infrage stellt.

Gerade von Borderline-Kranken wird die Traumatisierung gelegentlich als Hauptursache ihrer Schwierigkeiten angegeben. Damit wird eine zunächst wohltuende Reduktion einer ansonsten komplexen Wirklichkeit erreicht. Dagegen ist auch eigentlich nichts einzuwenden, wenn der Betroffene nicht zu sehr auf die Rolle als Opfer festgelegt wird. Es ist vor allem die Aufgabe der Helfenden, gerade mit diesem Thema nach allen Seiten umsichtig zu verfahren.

Gegenwärtig wird allgemein empfohlen, eine intensive und konkrete Beschäftigung mit der Traumatisierung erst dann zu beginnen, wenn zuvor eine Phase der Stabilisierung durchlaufen wurde. Damit soll gewährleistet werden, dass der Betroffene den emotionalen Belastungen eines solchen Themas tatsächlich gewachsen ist und in die Lage versetzt wird, sich im Falle einer emotionalen Überforderung an einen »sicheren Ort« zurückzuziehen. Ebenso ist es meist sinnvoll, den Umgang mit emotionalen Krisen und die Stresstoleranz im Rahmen eines Fertigkeitstrainings zu verbessern.

Voraussetzung für eine Traumabehandlung ist die Akzeptanz des Traumas als ein Bestandteil der eigenen Lebensgeschichte. Die Traumatisierung entsteht aus dem Wechselspiel des traumatischen Ereignisses und der Reaktion darauf. Erst die kognitiv-emotionale Bewältigung und die daraus gebildeten Erinnerungsspuren verursachen das Posttraumatische Stress-Syndrom. Bei Traumatisierungen in der Kindheit spielen dabei die Reaktionen von wichtigen Bezugspersonen eine entscheidende Rolle.

Die Überwindung der Traumatisierung macht das Trauma nicht ungeschehen, sondern zielt auf die Veränderung der kognitiv-affektiven Strukturen. Dazu gehören die Überwindung von Stigmatisierung und Selbstbeschuldigung, das Auflösen emotional-kognitiver »Verpanzerungen« und die Beschäftigung mit dem oft vorhandenen Zwiespalt zwischen Flucht- und Annäherungstendenz. Letzterer tritt besonders dann auf, wenn sich die Traumatisierung innerhalb der Herkunftsfamilie ereignet hat.

Ein weiteres Ziel der Traumatherapie ist eine Art Abrundung der Erinnerung. Die eher zerstückelten Elemente im impliziten (nicht bewussten) Gedächtnis sollen mit den Inhalten in Einklang gebracht werden, die im expliziten episodischen Gedächtnis abgespeichert sind, weil damit vor allem die Zuordnung des Traumas zur Vergangenheit besser gelingt.

MERKE → **Die Veränderung der kognitiv-affektiven Strukturen ist der Hauptansatzpunkt der Hilfe bei Traumatisierungen. Die Beschäftigung mit Erinnerungen birgt allerdings auch die Gefahr der Retraumatisierung. Daher sollte der Beschäftigung mit einer Traumatisierung eine Phase der Stabilisierung vorausgehen. Traumatisierungen können einen Einfluss auf die Art der Hilfebeziehung haben, etwa weil ein Täter-Opfer-Thema reinszeniert wird.**

Zusätzliche Problemstellungen

Im Kontext der Borderline-Störung tauchen selbstverständlich noch viele weitere Fragen auf, von denen drei exemplarisch erwähnt sein sollen.

Viele Borderline-Kranke leiden zusätzlich an einer Abhängigkeitserkrankung. Der Einstieg in die Sucht erfolgt häufig im Rahmen des selbstverletzenden und impulsiven Verhaltens im Sinne eines Substanzmissbrauchs. Der Übergang zur Abhängigkeit ist dabei fließend und differenzialdiagnostisch nicht einfach zu fassen. Vielfach muss aber von einer echten Komorbidität gesprochen werden. **⟵ Sucht**

Wie bei anderen Formen der Komorbidität ist der Umgang mit suchtkranken Borderline-Personen auch dadurch erschwert, dass die unterschiedlichen Hilfeformen aufeinander abgestimmt werden müssen. In der Hierarchie der Erkrankungen steht jedoch die Suchterkrankung an erster Stelle, weil damit die größeren Lebensrisiken verbunden sind. So ist es ratsam, zunächst auf die Herstellung einer Abstinenzfähigkeit zu drängen und erst später die Probleme der Borderline-Störung in den Blick zu nehmen. Dabei kann es allerdings sehr hilfreich sein, Elemente der Borderline-Therapie schon in die Suchtbehandlung zu integrieren.

Nicht wenige Borderline-Kranke haben zusätzliche Handicaps: Minderbegabung oder leichte Formen einer Intelligenzminderung. Die für die Behandlung der Störung entwickelten psychotherapeutischen Strategien setzen in der Regel ein hohes Maß an Auffassungsgabe und Verständnis voraus. Diesen Anforderungen sind viele Betroffene oft nicht hinreichend gewachsen; sie geraten dann recht schnell in eine Außenseiterposition. **⟵ Minderbegabung**

Gerade beim Umgang mit zusätzlichen Handicaps ist die Herstellung einer weitgehenden Transparenz der Grundlagen und Ziele der Therapie wichtig, wobei diese Erklärungen immer an das sprachliche Niveau der Betroffenen angepasst werden müssen.

Insbesondere Frauen mit Borderline leiden zusätzlich an unterschiedlichen Formen der Essstörung. Da die Essstörungen oft im Zusammenhang mit der Impuls- und Emotionskontrolle auftreten, stehen bulimische Störungen im Vordergrund, die mit Übergewicht einhergehen können. Das Übergewicht kann zusätzlich das ohnehin »angegrif- **⟵ Essstörungen** fene« Selbstbild beeinträchtigen und damit das sogenannte Körperschema. Essstörungen sind daher im Zusammenhang mit der Lebensqualität allgemein zu betrachten, bedürfen hier aber einer besonderen Beachtung, weil die Bewältigung der Störung Umstellungen in der Lebensführung und im Essverhalten erfordern.

Ähnlich wie beim Umgang mit selbstverletzendem Verhalten ist zu überlegen, inwieweit gestörtes Essverhalten im Rahmen der Hilfe als Lösungsversuch toleriert werden muss oder ob eine spezielle Therapie ergänzt werden sollte.

Entwicklung einer helfenden Haltung

Die eigene Persönlichkeit einbringen

Bevor man sich auf das Abenteuer »Umgang mit Borderline-Erkrankten« einlässt, sollten die Helfenden zunächst die eigenen Erwartungen betrachten. Die Beschäftigung mit der Borderline-Problematik kann sehr »interessant und spannend« sein, der Umgang mit den Betroffenen auch viel Freude bereiten. Einige Aspekte der Borderline-Störung können aber durchaus ängstigen, andere sogar Ärger und Ablehnung hervorrufen. Wie erhalten wir uns als psychiatrisch Tätige die notwendige Offenheit den Borderline-Betroffenen gegenüber?

SELBSTREFLEXION → **Listen Sie einmal alle negativen Erwartungen auf, die Ihnen im Zusammenhang mit der Borderline-Störung begegnet sind?**

Lange Zeit galt in der Psychiatrie und Psychotherapie der Helfer als ein Mensch ohne Eigenschaften. Neutralität wurde überall gefordert. Das »Einbringen eigener Anteile« war verpönt und machte Helfer angreifbar. Es ist nicht zuletzt den Borderline-Kranken zu verdanken, dass dieser Mythos als Illusion entlarvt worden ist. Daraus lernend, wird die Eigenschaft des Helfers zu einer Ressource, zu einem bedeutsamen Unterschied und Ausgangspunkt für eine neue Beziehungserfahrung aufseiten des Erkrankten. Aber sind sich die Helfenden dieser Ressource bewusst, kennen sie ihre eigenen Eigenschaften und können sie nutzen?

Dieser Klärungsprozess ist sicherlich der erste und vielleicht der entscheidende Schritt, um einen *persönlichen* Umgang mit der Borderline-Problematik zu entwickeln. Hilfe ist allerdings nicht nur Kunst, sondern auch Handwerk. Das Erlernen des Handwerks erleichtert den Umgang mit den Betroffenen ungemein, die ohnehin ein professionelles Verhalten erwarten. Erst das Zusammenspiel von handwerklichem Können und dem Einsatz der eigenen, persönlichen Ressourcen ermöglicht einen hilfreichen Umgang mit Borderline-Kranken.

Die Eigenschaften eines Menschen sind selbstverständlich Haltungen und Wertungen unterworfen. So wird der eine eher nachsichtig, der andere vielleicht konfrontativer sein. Wertungen stehen oft der Würdigung und Wertschätzung der persönlichen Eigenschaften anderer entgegen, was etwa die Zusammenarbeit im Team erschwert. Gerade im Umgang mit Borderline-Kranken ist daher gegenseitiger *Respekt* von großer Bedeutung und steht in einem wohltuenden Gegensatz zu einer oberflächlichen Suche nach Übereinstimmung.

Grundregeln im Umgang mit Borderline-Verhalten

Natürlich sind im Umgang mit dem Borderline-Problem recht komplexe Zusammenhänge zu beachten. Trotzdem lassen sich einige Grundregeln formulieren. So finden sich bei den unterschiedlichen Therapieformen Gemeinsamkeiten, die offensichtlich auf ähnlichen therapeutische Erfahrungen im Umgang mit Borderline-Kranken beruhen. Als Grundregeln können gelten:

- *Am Anfang Einigkeit darüber herstellen, um welche Symptome und Probleme es eigentlich geht. Die Hilfe orientiert sich an realistischen Zielen.* Zu dieser Grundregel gehört sicherlich auch das Gespräch über die Diagnose und die jeweiligen Vorstellungen von Helfer und Betroffenem.
- *Von Anfang an fortlaufend aushandeln, wie die Beziehung gestaltet werden soll.*

  Grundlage für die Beziehung ist die Autonomie der beteiligten Personen und die Bereitschaft, jeweils die Verantwortung für das eigene Tun zu übernehmen.
- *Den Versuch unternehmen, sich und den anderen möglichst offen mit den Problemen zu konfrontieren.*

Dazu gehören die Entwicklung einer gewissen gegenseitigen Ehrlichkeit und der Versuch, keine Themen aus dem Dialog auszuklammern.

- *Die konkrete Arbeit an der Lösung der Probleme und ein Gefühl für Veränderungen entwickeln.*

  Die Suche nach einem richtigen Weg ist weniger wichtig als das Finden eines möglichen Weges, denn das Ziel ist ein aktiver Umgang mit den Problemen. Die gemeinsamen Anstrengungen sollen darauf gerichtet werden, herauszufinden, was schädigend und was nützlich ist. Das gilt selbstverständlich auch für die Helferbeziehung selbst. Die Gegenwart (das Hier und Jetzt) hat eine höhere Wertigkeit als die Zukunft, und beides ist bedeutsamer als die Vergangenheit. Eine Beziehung, die auf Veränderung angelegt ist, wird selbst Veränderungen und eventuell Krisen unterworfen sein.
- *Einen verantwortlichen Umgang mit der Zeit pflegen.*

  Eine Helferbeziehung ist kein Selbstzweck. Das unterscheidet sie etwa von privaten Beziehungen. Wenn sie auf ein Ziel gerichtet ist, dann sollte sie auch einen Anfang und ein Ende haben. Ohnehin ist es für alle Beteiligten unerlässlich, einen sorgsamen Umgang mit Zeit zu pflegen.

Elemente einer ganzheitlichen Sichtweise

Der Störungsaspekt einer seelischen Erkrankung betrifft jeweils nur einen Teil der Betroffenen. Es gibt in der Psychologie durchaus eine Kontroverse darüber, ob der Helfer bei seiner Arbeit über diesen Störungsaspekt hinausgehen kann. Nun ist seit langem bekannt, dass etwa bei einer psychotherapeutischen Hilfe nicht allein die spezifische Technik von Nutzen ist, sondern auch allgemeine Faktoren wie die Güte der therapeutischen Beziehung. Die Wirkung solcher allgemeinen Faktoren kann eigentlich nur mit der Aktivierung von Ressourcen erklärt werden, mit deren Hilfe eine bessere Bewältigung der Erkrankung gelingt. Möglicherweise spielt die

Aktivierung von Ressourcen sogar die *zentrale* Rolle im Heilungsprozess. Dazu gehört auch die Förderung der Motivation des Betroffenen, seine Bewältigungs- und Entwicklungspotenziale zu wecken und zu nutzen.
Auch wenn eine solche erweiterte Sichtweise eventuell die konkrete Arbeit an der Problemlösung situativ erschweren kann, also komplexer macht, hilft sie, die Störungen in einen ganzheitlichen Zusammenhang zu stellen.
Nach K. Grawe (2004) existieren in der Fallkonzeption vier Aspekte:

- Störungsaspekt,
- Ressourcenaspekt,
- Beziehungsaspekt,
- Motivationsaspekt.

Gerade beim Umgang mit Borderline-Kranken in rehabilitativen und komplementären Einrichtungen hat eine in diesem Sinn orientierte Fallkonzeption ohnehin Vorteile, weil so die vielen Alltagserfahrungen integriert werden können. Das ist sicher auch in ambulanten Therapien der Fall, allerdings ist in klinisch-stationären Settings eine stärkere Konzentration auf die Störungen selbst möglich.

MERKE → **Der Umgang mit Borderline-Erkrankten erfordert, dass der Helfer sich seines eigenen Stils bewusst und in der Lage ist, Besonderheiten als Ressource zu nutzen. Die Symptomatik stellt nur einen Teilaspekt des betroffenen Menschen dar. Im Sinne einer ganzheitlichen Sichtweise sollten auch die anderen Eigenschaften wahrgenommen und berücksichtigt werden.**

An dem folgenden Beispiel, das aus der Perspektive der Betroffenen erzählt wird, sollen die einzelnen Aspekte verdeutlicht werden.

BEISPIEL → »Eigentlich kann ich meinen Eltern nicht böse sein, immerhin haben sie alles für mich getan. Trotzdem hege ich einen unterschwelligen Groll gegen sie, den ich mir nicht erklären kann. Vor allem rege ich mich über Kleinigkeiten auf, und es kommt dann häufiger zu Streitigkeiten, die regelmäßig darin enden, sodass wochenlang zwischen ihnen und mir Funkstille herrscht. Dabei reagieren beide recht unterschiedlich.

Mein Vater weiß immer alles besser und drängt vor allem darauf, dass ich das Studium zu Ende bringe. Wenn ich ihm in diesem Punkt nicht entgegenkomme, dann versucht er es zunächst mit Argumenten, verliert aber früher oder später die Nerven, bekommt einen roten Kopf und brüllt laut los. Meine Mutter argumentiert nicht, sondern reagiert schnell beleidigt: Sie hätten so viel für mich getan und noch heute versuche sie, mir alles leicht zu machen. Dabei sei ich auch noch undankbar und würde sie mit meiner aggressiven Art sehr kränken.

Eigentlich gibt es zwischen uns nie so richtig Frieden. Ich ziehe mich deswegen oft in mein Zimmer zurück und höre Musik, aber auch das ärgert sie. Schon so oft habe ich überlegt, dass ich besser ausziehen sollte, aber das Geld reicht hinten und vorne nicht. Ich habe mir schon eine Reihe von Wohnungen angeschaut, aber nie war etwas Passendes dabei.

Mein Vater verlangt von mir, dass ich das Studium endlich fortsetze. Anfänglich war er völlig gegen das Sozialpädagogik-Studium. Er wollte, dass ich ›etwas Vernünftiges‹ studiere. Das Studium habe ich kurz vor der Abschlussprüfung unterbrochen. Ich habe einfach wahnsinnige Prüfungsängste. Außerdem habe ich mittlerweile Zweifel daran, dass ich überhaupt die richtige Wahl getroffen habe. Meine Kommilitonen gehen mir mit ihrem Ehrgeiz eigentlich nur auf den Nerv. Die wollen doch alle nur die Prüfung schaffen und dann Karriere machen. Inzwischen habe ich mich weitgehend zurückgezogen, verbringe meine Zeit in meinem Zimmer.

Im Rahmen der gesamten Situation hat sich auch das Verhältnis zu meinem Freund verschlechtert, obwohl er eigentlich ein netter Mensch ist und sich in der Regel meiner Meinung anschließt. Trotzdem bin ich ständig unzufrieden und reagiere mit Wut auf ihn. Dabei gehen mir auch bei ihm hauptsächlich Kleinigkeiten auf den Nerv. Im letzten Jahr bin ich für ein paar Wochen bei meinem Freund eingezogen, nachdem ich wegen des Geldes mit meinen Eltern Krach hatte. Dort habe ich es aber bereits nach einigen Tagen nicht mehr ausgehalten. Nachdem ich dann wieder nach Hause zurückgekehrt war, ging es mir richtig schlecht. Ich konnte kaum noch schlafen und habe angefangen, mich an den Armen zu ritzen. Das Ritzen habe ich mittlerweile wieder aufgegeben. Ich plage mich aber immer noch sehr mit Selbstzweifeln und depressiven Stimmungen herum. Eigentlich weiß ich nicht mehr, wie es weitergehen soll.«

In der Geschichte werden die Symptome des Borderline-Syndroms allenfalls angedeutet, denn die Betroffene ist hauptsächlich mit dem Beziehungsaspekt beschäftigt und scheint einen erheblichen *Motivationskonflikt* zu haben: Soll sie von zu Hause ausziehen? Soll sie weiter Sozialpädagogik studieren? Die mangelnde Motivation ist für die Betroffene Anlass, Kontakt mit dem Helfer aufzunehmen. Der *Störungsaspekt* führte in diesem Fall zu dem Schluss, dass die junge Frau einen angemesseneren Umgang mit ihren Gefühlen lernen müsse. Im Sinne des *Ressourcenaspekts* muss der Wunsch der Betroffenen nach Veränderung und ihre Versuche, einen eigenen Weg zu finden, gewürdigt werden. Die Klärung der *Beziehungen* zu den Eltern und zum Freund könnte hilfreich für die Betroffene sein, um ihren offensichtlichen Motivationskonflikt zu lösen.

Prinzipien der Hilfe

Über die unterschiedlichen Ansätze zur Therapie der Störung hinaus lassen sich mittlerweile eine Reihe von allgemeingültigen Prinzipien formulieren.

Kombination von Interventionen: Eine umfassende Behandlung erfordert eine Kombination von Interventionen, um die unterschiedlichen Ebenen der Persönlichkeitsstörung zu berücksichtigen.

Eine Grundlage für die Entstehung der Borderline-Persönlichkeitsstörung sind die einseitigen, unvollständigen und verwirrenden Umwelterfahrungen. Dies beeinträchtigt unter anderem die Offenheit für neue, korrigierende Erfahrungen (etwa durch Blockade des sinnlichen Zugangs zur Umwelt), aber auch die Lernfähigkeit. Borderline-Kranke berichten daher oft, dass sie (therapeutische) Hinweise und Anregungen nicht wirklich nutzen konnten, weil ihnen der Transfer in den Alltag schwerfalle. Auf diese Weise profitieren viele Betroffene nicht, wenn ihnen nur Reflexionen (etwa in Form von Gesprächen) angeboten werden.

Koordination von Interventionen: Die unterschiedlichen Interventionen müssen miteinander koordiniert werden. Borderline-Kranke lösen in ihrer Umgebung starke Affekte aus, die oft zu sehr unterschiedlichen, sogar widersprüchlichen Reaktionen führen. Die Folge ist die Zunahme von zwischenmenschlichen Konflikten. Diese Konflikte spiegeln die Zerrissenheit und emotionale Instabilität der Betroffenen wider. Die Überwindung dieser Zerrissenheit ist aber eines der Hauptanliegen von Hilfe. Daher die Notwendigkeit der Koordination.

Verbesserung der Fertigkeiten und Strategien: Die Behandlung umfasst generelle Strategien zur Verbesserung des Selbstbildes und der interpersonellen Fertigkeiten sowie spezifische Strategien zur Berücksichtigung individueller Probleme und Symptome.

Persönlichkeitsstörungen und damit auch die Borderline-Störung bilden sich im Kern im Selbstbild und in den interaktionellen Fertigkeiten der Betroffenen ab. Diese Kernsymptome sind in der Regel der Grund für die unzureichende Bewältigung von Anforderungen aus der Umwelt und damit die Basis für die Symptombildung.

Empathie und Unterstützung: Eine angemessene Haltung gegenüber persönlichkeitsgestörten Menschen ist durch Empathie, Unterstützung und Validation gekennzeichnet.

Natürlich gelten auch bei Borderline-Kranken die allgemeinen Wirkfaktoren der Hilfe. Borderline ist in erster Linie eine emotionale Störung. Emotionen werden über das ganze Leben hinweg in erster Linie durch Beziehungen modifiziert, sie sind das zentrale Übungsfeld für Veränderungen. Helferbeziehungen sind somit ein mögliches Übungsfeld für alternative Beziehungsgestaltungen.

Maximierung der Wirksamkeitsfaktoren: Die Therapie sollte auf die Maximierung allgemeiner Wirksamkeitsfaktoren ausgerichtet werden.

Das eigentlich Besondere an den Helferbeziehungen sind nicht die grundlegenden Wirkfaktoren, sondern die Barrieren beim Aufbau einer auf Kontinuität und Begleitung ausgerichteten Beziehung. Viele Interventionen zielen daher vor allem darauf ab, diese Kontinuität zu sichern.

Therapie als Prozess: Der therapeutische Prozess kann als eine Serie von Therapiephasen beschrieben werden.

Hilfe ist immer ein Prozess. Bei Borderline-Kranken ist es notwendig, diesen Prozess stark zu strukturieren, auch um einer Orientierung an der Krise entgegenzuwirken. Nur so kann Veränderung und Entwicklung in den Mittelpunkt der Hilfe gestellt werden.

Entwicklungsstufen berücksichtigen: Veränderungen ereignen sich auf verschiedenen Entwicklungsstufen und die Interventionen müssen den jeweiligen Stufen Rechnung tragen.

Borderline-Kranke haben nicht selbstverständlich die Fähigkeit, Hilfe anzunehmen, mit dem Helfer zu kooperieren oder von den therapeutischen Anregungen zu profitieren. Viele müssen erst lernen, wie Beziehungen gestaltet, Anregungen verwertet und Veränderungen wirklich angestoßen werden können.

Potenziale nutzen: Der Charakter von Persönlichkeitsstörungen unterscheidet sich in der Stabilität und dem Potenzial für Veränderungen.

Borderline-Kranke brauchen keine Nische. Die Hilfe zielt auf Veränderung und Überwindung der Störung. Borderline-Kranke sollen nicht Verantwortung abgeben, sondern Verantwortung übernehmen.

Prozess der Hilfe

Die Struktur und Klarheit der Hilfestellung ist bei Borderline-Kranken wichtig, weil sonst Ambivalenzen und Unsicherheiten Ängste auslösen und destruktive Verhaltensweisen fördern können. Daher sollte die Hilfe in jedem Fall drei Elemente enthalten:

1. die Hilfevereinbarung,
2. allgemeine Interventionen zur Sicherung der Kontinuität der Hilfe,
3. spezifische Interventionen zur Vermittlung von Fertigkeiten und zur Modifikation von ungünstigen Schemata.

Anfangs wirkten die zur Behandlung der Borderline-Störung entwickelten Strategien widersprüchlich und schienen sich gegenseitig auszuschließen. Mittlerweile lassen sich aber zahlreiche Interventionen bestimmten Phasen der Hilfe zuordnen. So können durch spezifische Fertigkeitstrainings vor allem destruktive Verhaltensweisen nachhaltig reduziert werden, dies reicht aber oft für die Veränderung von unzureichenden (dysfunktionalen) Schemata nicht aus. In diesem Sinne kann die Aufteilung der Hilfestellungen in Phasen auch dazu nützen, die entsprechenden Interventionen zuzuordnen. Insgesamt lassen sich folgende Phasen differenzieren:

Sicherung und Krisenmanagement: In dieser meist sehr kurzen Phase geht es um die Abwendung der Gefährdung und um die Vermittlung von möglichen Lösungen zur Krisenbewältigung.

Stabilisierung und Containing (Stresstoleranz): In einem zweiten Schritt sollten Borderline-Kranke lernen, emotionale Krisen zu bewältigen, um im Idealfall ganz auf (selbst)destruktive Verhaltensweisen verzichten zu können.

Stärkung von Kontrolle und Selbstwirksamkeit: Diese Stärkung umfasst vor allem Fertigkeitstrainings, und zwar:

- zur Reduktion der Selbstschädigung,
- zur Kontrolle von Stimmungseinbrüchen,
- zur Suche und Beseitigung von Triggern (Auslöser von Krisen).

Klärung und Veränderung: Möglich im Rahmen der therapeutischen Beziehung ist vor allem die:

- Identifikation von Mustern und deren Bedingungen,
- Klärung der Erfahrungen mit den jeweiligen Mustern,
- Suche nach Alternativen,
- Konsolidierung und Generalisierung.

Integration, Synthese und Abschluss: Hier muss es um eine stimmige Abrundung der therapeutischen Arbeit und Beziehung gehen.

Therapeutische Vereinbarungen

Wenn die Beziehung zu Borderline-Kranken fortlaufend ausgehandelt werden muss, dann sind »Vereinbarungen« ein wichtiges Mittel der Beziehungsgestaltung. Oft allerdings werden Vereinbarungen recht vage und unverbindlich formuliert. Das ist zwar zunächst hilfreich, um die Beziehung möglichst offenhalten zu können, jedoch kann sich dies im Krisenfall als Nachteil erweisen, weil dann keine ausreichende Beziehungssicherheit besteht. Außerdem besteht die Gefahr, dass sich unrealistische Vorstellungen und Erwartungen entwickeln.

Vereinbarungen können helfen, einen Weg durch das Labyrinth der Beziehung zu finden, aber nur klare und verbindliche Vereinbarungen schaffen die Voraussetzungen dazu. Vereinbarungen dienen zudem der Eingrenzung der Hilfebeziehung und können daher dem Betroffenen nützen, sich vor unrealistischen Erwartungen zu schützen oder die Hilfe sogar in einer ungünstigen Weise zu idealisieren. Werden Vereinbarungen, etwa über gemeinsame Ziele, außerdem regelmäßig überprüft und gegebenenfalls korrigiert, tragen sie zusätzlich zu einem angemessenen Umgang mit der Zeit bei. Vereinbarungen schaffen vor allem Sicherheit und Stabilität.

MERKE → **Vereinbarungen sollten klar formuliert und regelmäßig überprüft und gegebenenfalls neu formuliert werden, ohne willkürlich alles fortwährend »über den Haufen« zu werfen.**

Im Folgenden soll auf einige Elemente der Vereinbarung näher eingegangen werden.

Umgang mit der Diagnose

Ein zentraler Aspekt der gemeinsamen Arbeit ist sicherlich der Umgang mit der Diagnose. Selbstverständlich besteht auch für die Borderline-Diagnose einerseits die Gefahr, zum reinen Etikett zu verkommen und damit dem Einsortieren in bestimmte Schubladen Vorschub zu leisten. Andererseits ist es ein Gebot der Fairness, dem Betroffenen die Problemdefinition (um etwas anderes geht es ja nicht) mitzuteilen, auch wenn damit die Gefahr verbunden ist, dass diese Diagnose zu einer Art Ersatzidentität wird (»Ich bin Borderliner«) und selbststigmatisierend wirkt.

Im folgenden Beispiel werden die Vor- und Nachteile der Diagnosestellung deutlich.

BEISPIEL → »Im vergangenen September habe ich mich umfangreich über einige Persönlichkeitsstörungen, insbesondere Borderline, informiert, da ich möglicherweise betroffen bin. Ich musste jedoch auch viele der Punkte in den gängigen Listen (ICD-10, DSM-IV) verneinen, sodass ich mir noch immer unsicher bin. Auslöser für diese Annahme und Anstoß zur Erkenntnis, dass etwas Grundlegendes nicht stimmt, war ein extremer Wutausbruch von mir, der in einer Selbstverletzung endete. Ich war sehr erschrocken darüber, bekam große Angst und beschloss, sofort zu handeln, da ich zwar diese extremen Gefühlszustände und Wutausbrüche kannte, aber bisher nicht die Folge in dieser expliziten Form.

Ich habe mich wohl etwas zu viel informiert, denn viele Borderline-Betroffene (ich habe mich in diversen Internet-Selbsthilfegruppen gemeldet) sagten mir, Borderline sei unheilbar, absolut hoffnungslos, werde immer schlimmer und viele Therapeuten würden die Patienten deshalb von vornherein ablehnen. Zwar habe ich von diesen Gruppen Abstand genommen, bin aber dennoch verunsichert, wie ich den richtigen Therapeuten finden kann. Am liebsten wäre mir zum Einstieg eine Person, die auf Borderline spezialisiert ist bzw. große Erfahrung mit verschiedenen Persönlichkeitsstörungen hat. Ich weiß jedoch nicht, inwieweit man Borderline vorab schon ein wenig eingrenzen und diagnostisch von anderen Persönlichkeitsstörungen unterscheiden kann. Die Kassenärztliche Vereinigung gibt leider lediglich Adressen raus.

Ich befürchte nun, dass ich monatelang von Therapeut zu Therapeut tingeln muss, um jemanden zu finden, der sich auf diese Diagnose einlässt. Kurz zusammenfassen kann ich die Punkte in den Borderline-Beschreibungen, die auf mich zutreffen, und solche, die es nicht tun. Zutreffend sind: Wutausbrüche, extreme Stimmungsschwankungen, selbstverletzendes Verhalten, instabile Beziehungen, zurückstoßen und gleichzeitig anklammern, nicht allein sein können, Dissoziation (Held – Unterdrücker). Nicht zutreffend sind allerdings: Drogen/ Alkoholmissbrauch, Essstörungen, Depressionen, Gefühl von Leere, Identitätsfragen, suizidale Tendenz.«

Die Betroffene sucht hier sehr eindrücklich nach Klarheit und verspricht sich daher viel von der Klärung der Diagnose. Dabei ist ihre Vermutung sicherlich berechtigt, dass eine solche Klärung ihre Möglichkeiten der Bewältigung erweitern könnte, also etwa schon bei der Suche nach einem geeigneten Therapeuten. Allerdings ist sie mit sehr negativen Erwartungen aufgrund der Diagnose konfrontiert worden, die in ihr Ängste auslösen.

Alles in allem spricht vieles dafür, mit der Diagnose offen umzugehen, sie aber in jedem Fall im Sinne einer ganzheitlichen Wahrnehmung zu relativieren. → Persönlichkeit, Seiten 16 f., 82 f.

MERKE → Der offene Umgang mit der Diagnose hat Vor- und Nachteile. Zum einen kann die Diagnose stigmatisieren und zur Festlegung auf bestimmte soziale Rollen führen. Mit der Diagnose können jedoch auch Informationen erschlossen und die Sicherheit im Umgang mit den Problemen erhöht werden.

Die Ziele der Hilfe

Zu den therapeutischen Vereinbarungen gehört die Einigung über die Ziele der Hilfe. Diese Ziele können jeweils unterschiedliche Zieltiefen haben. Beispielsweise kann es um die Beseitigung der Symptome gehen, aber auch um die Durchführung notwendiger struktureller Veränderungen im Leben oder um die Erschließung völlig neuer und bisher unbekannter Lebensperspektiven (salutogenetische Ziele). Finale Ziele sind direkte Lösungen des Problems, wohingegen instrumentelle Ziele die Förderung von Fähigkeiten umfasst, die für die Lösung der Probleme unumgänglich gebraucht werden. Alles dies dient als Grundlage dafür, gemeinsame Ziele zu erarbeiten.

Kriterien für die Erarbeitung von Therapiezielen sind:

- eine differenzierte Problem- und Ursachendiagnose sowie die Beachtung von Problem und Kontext;
- die Auswahl der Vorschläge des Therapeuten so, dass sie der von dem Patienten gewünschten Zieltiefe entsprechen;
- eine realistische Abschätzung der therapeutischen Möglichkeiten und der Ressourcen des Patienten;
- getrennte Erörterung von finalen und instrumentellen Zielen.

Die Bedeutung bei der Borderline-Störung, Ziele zu vereinbaren, liegt unter anderem an den Schwierigkeiten der Betroffenen, selbst konkrete Ziele für sich zu entwickeln und zu benennen. Dies wird am folgenden Beispiel (ein Auszug aus einem Brief) deutlich.

BEISPIEL → »Hm ... wollen die Therapeuten, dass ich eine Therapie mache? Mir hat nie irgendetwas geholfen ... Psychotherapie ... Ich kann mich nicht einlassen, und sie lassen sich auf mich nicht ein ... vielleicht verlange ich einfach zu viel ... etwas, was gar nicht vorhanden ist ... und ich sehne mich weg von etwas und nicht nur hin zu etwas. Aber da es nie funktioniert oder erfüllt wird, wird es jedes Mal schlimmer, und die Tendenzen zu Selbstverletzung und ähnlichen destruktiven Handlungen werden immer stärker. Ich gehe also aus einer Klinik heraus mit dem Eindruck: So, jetzt erst recht ... es funktioniert so einfach nicht ... so wie ich es will oder hoffe.

Ich falle doppelt in die vorherige Situation zurück und es bleibt die totale ›existenzielle Einsamkeit‹ übrig und ich will das einfach aushalten. Und vielleicht denken sie: Ich bin alt genug und es lohnt sich sowieso nicht mehr, und ich gebe ihnen Recht ... ja, ich gebe ihnen Recht, und nichts scheint einfacher zu sein und doch funktioniert es, so unvollständig es ist, immer wieder und wieder.«

Bei diesem Beispiel handelt es sich um eine anonymisierte Anfrage einer Borderline-Betroffenen – der Lesbarkeit willen schon leicht bereinigt! Das Anliegen darin wird nicht wirklich klar. Sie deutet natürlich einerseits eine Vielzahl von Problemen an, etwa ihre Enttäuschung über die bisherigen Therapieversuche und ein daraus resultierendes Misstrauen. Andererseits wird eine bedrohliche Zunahme bestimmter Symptome (etwa der Selbstverletzung) wahrgenommen. Die Rolle der Therapie bei der Verschlechterung wird ebenfalls angedeutet.

Vermutlich erlebt die Betroffene ihre innere Situation so chaotisch, wie sie es in ihrer Anfrage ausdrückt. Ein möglicher Helfer kann selbstverständlich auf die einzelnen angedeuteten Aspekte eingehen, beispielsweise auf die Einsamkeit. Da die Angaben aber so vage formuliert sind, ist die Gefahr, einen Irrweg einzuschlagen, sehr groß. Daher erscheint es in solchen Fällen besonders wichtig, zunächst einmal die Anliegen der Patienten und deren Motive zu konkretisieren und auch zu hinterfragen. Erst damit werden überhaupt die Voraussetzungen für eine konstruktive Zusammenarbeit geschaffen. Zu Beginn einer Therapie kann es durchaus solche Vorbehalte geben. Es ist sinnvoll, auch diese Aspekte mittels Pro und Kontra anzusprechen.

MERKE → **Das Finden und Formulieren von Zielen ist nicht eine Voraussetzung für eine Therapie, sondern bereits Bestandteil des therapeutischen Prozesses.**

Der Therapievertrag

Die Idee, mit Borderline-Kranken einen Therapievertrag zu schließen, ist vor allem von O. F. Kernberg vertreten und ausgearbeitet worden. Er versteht darunter jedoch nicht eine Sammlung von Regeln, sondern meint einen Klärungsprozess der Therapie und der therapeutischen Beziehung. Hinter dem Therapievertrag verbirgt sich daher ein Prozess, dessen Bedeutung vor allem darin liegt, den zu erwartenden Krisen im therapeutischen Bündnis einen Rahmen zu geben.

Die vorbeugende Wirkung des Vertrags liegt darin, den Betroffenen von Anfang an über die Krisen auslösenden Faktoren zu informieren, um später genau auf diese Faktoren hinweisen zu können, ohne die eigene Glaubwürdigkeit zu verlieren. So wird der Vertrag selbst zu einem Instrument der Problemklärung und erlaubt dem Therapeuten, sich auf zweierlei Weise dem Betroffenen zu nähern, um:

1. die Voraussetzungen für Fortschritte zu erläutern und
2. die Probleme zu erkennen und zu analysieren.

Als Elemente des Therapievertrags nennt Kernberg vier Faktoren:

Klärung der Motivation: möglichst konkrete Ziele benennen.

Betonung der Bedeutung gegenseitiger Offenheit: auch sich selbst zur Offenheit verpflichten und die eigene Position mitteilen.

Vereinbarungen zum Umgang mit therapiegefährdendem Verhalten: Vereinbarungen sollen die Grenzen des Therapeuten aufzeigen und auf die Sicherstellung einer möglichst hohen Kontinuität der Behandlung ausgerichtet sein.

Herausheben der Eigenverantwortung der Betroffenen: Der Therapeut sollte grundsätzlich keine Verantwortung für das Verhalten des Betroffenen übernehmen.

Um die Helfer-Patient-Beziehung nicht zu gefährden, neigen Borderline-Betroffene dazu, den Helfenden unangenehme Informationen vorzuenthalten. Außerdem schützen sich viele mit einer gewissen Unoffenheit vor einer schmerzhaften Auseinandersetzung mit weniger angenehmen Aspekten des Selbst, etwa den destruktiven Persönlichkeitsanteilen. Nicht zu unterschätzen sind zudem die Probleme von Borderline-Kranken, mit den Anforderungen der Therapie zurechtzukommen. Vielen fehlt es an sprachlicher Ausdrucksmöglichkeit, einige haben Angst zu versagen und andere sind es nicht gewohnt, über sich selbst zu sprechen. Der Hinweis auf die notwendige Offenheit berücksichtigt all diese Faktoren und macht deutlich, wie hilfreich es sein kann, dass alles, was ins Bewusstsein kommt, von Wert ist, auch wenn dies nicht gleich zu Anfang deutlich wird.

Dem Schutz des Helfers dienen die Vereinbarungen zum therapiegefährdenden Verhalten. O. F. Kernberg (2008) hat zu diesem Punkt einen Dialog veröffentlicht, der die Ernsthaftigkeit und Bedeutung dieses Aspekts des Therapievertrags verdeutlicht. Der Dialog soll hier in gekürzter Fassung wiedergegeben werden.

T: Haben Sie irgendetwas auf dem Herzen?

P: Nein.

T: Ich habe telefonisch mit Ihrem Bruder gesprochen, der mich angerufen hatte, um mir zu sagen, Sie kämen nicht zum Termin, weil Sie einen Suizidversuch unternommen hätten und im Krankenhaus seien. Er sagte mir dann später auch, dass Sie den heutigen Termin wahrnehmen würden. Sie selbst haben mich nicht angerufen ...

P *unterbricht*: Ich habe angerufen.

T: Ja, Sie riefen an, nachdem Ihr Bruder mit mir gesprochen hatte. Sie erzählten meiner Sekretärin, dass Sie dachten, ich könnte verärgert sein. Sie riefen also erst an, nachdem Sie dachten, ich könnte verärgert sein.

P: Ich war völlig weg vom Fenster.

T: Ihr Bruder sagte, Sie hätten irgendwelche Medikamente oder rezeptfreie Arzneimittel genommen, und deshalb vermittelten Sie den Eindruck, außer Kontrolle zu sein. Wenn Sie die Kontrolle über sich verloren haben, dann deshalb, weil Sie alle möglichen Medikamente genommen hatten.

P: Richtig.

T: Ich spreche also über Ihre Entscheidung, diese Medikamente zu nehmen.

P: Hmhm.

T: Sie wissen aus Erfahrung, dass Sie die Kontrolle über sich verlieren, wenn sie erst einmal Medikamente nehmen, und Sie hätten mich vorher anrufen können.

P: Ich finde es kein normales Vorgehen, jemanden anzurufen und zu sagen: Ich nehme gerade eine Überdosis.

T: Nun, dann müssen wir darüber reden, weil dies wohl unglücklicherweise das normale Vorgehen sein muss, wenn Sie diese Behandlung machen möchten. Mit anderen Worten: Wir müssen darüber reden, wie wir die Regelmäßigkeit unserer Unterredungen aufrechterhalten können, und gleichzeitig müssen wir klären, welches unsere Vereinbarungen über Ihre Verantwortung in Bezug auf Ihr Leben sind. Damit Sie sich der Behandlung unterziehen können und um regelmäßig zu kommen, wie wir es vereinbart haben, ist es wichtig, dass Sie die Verantwortung für Ihr tägliches Leben übernehmen, sonst können Sie sich nicht zu einer solchen Behandlung verpflichten. Ich möchte also darlegen, was ich als Minimalvoraussetzung für die Durchführung unserer Behandlung ansehe, und dann hören, was Sie dazu sagen können.

P: Wenn Sie wollen.

T: Gut. Wir müssen davon ausgehen, dass Sie irgendwann nochmals versuchen werden, sich umzubringen. Sie haben in der Vergangenheit schon oft nach diesem Wunsch gehandelt und waren mehrfach tagelang im Koma.

P: Richtig.

T: Dies sind also sehr ernsthafte Suizidversuche und keine leeren Gesten und sie müssen sehr ernst genommen werden. Was ich also von Ihnen erwarten würde, ist Folgendes: Immer dann, wenn Sie das Gefühl haben, sich etwas antun zu müssen, sollen Sie ungeachtet des Grundes dafür sofort in ein Krankenhaus gehen.

P: Ich werde nicht in ein psychiatrisches Krankenhaus gehen.

T: Gut. Dann werde ich Sie nicht behandeln können, dann haben wir schon das Ende erreicht, noch bevor wir begonnen haben.

P: Und Sie waren derjenige, der zu mir gesagt hat, Sie hätten nicht das Gefühl, dass ich von einem Krankenhausaufenthalt profitieren könnte.

T: Ganz richtig, aber das widerspricht nicht dem, was ich gesagt habe. Wenn ich denken würde, dass Sie einer Einweisung ins Krankenhaus bedürfen, würde ich Ihnen empfehlen, ins Krankenhaus zu gehen, aber das tue ich nicht. Im Gegenteil, ich habe Ihnen eine ambulante Behandlung empfohlen. Was ich jedoch sage, ist, dass es bestimmte minimale Vorbedingungen für eine ambulante Therapie gibt, die von Ihrer Bereitschaft, sich daran zu halten, abhängig ist.

Wenn Sie sich suizidal fühlen und merken, dass Sie das nicht kontrollieren können, erwarte ich von Ihnen, dass Sie in ein psychiatrisches Krankenhaus gehen. Darüber hinaus erwarte ich von Ihnen, dass Sie, wenn Sie suizidal sind und bereits Tabletten eingenommen haben, das Krankenhaus oder Ihre Familie anrufen, damit Sie ins Krankenhaus gebracht werden. Wenn Sie jedoch merken, dass Sie sich suizidal fühlen, es jedoch kontrollieren können, brauchen Sie gar nichts zu tun. Dann besprechen wir die Situation beim nächsten Treffen.

P: Was passiert, wenn ich Medikamente genommen habe und in ein Krankenhaus eingeliefert worden bin und mich medizinisch wieder stabilisiert habe? Muss ich in jedem Fall in ein psychiatrisches Krankenhaus?

T: Sicherlich. Wenn Sie erst einmal die Kontrolle verloren haben, muss jemand beurteilen, ob Sie einen weiteren Krankenhausaufenthalt benötigen. Ich werde das nicht tun.

Der Dialog macht über das Thema »Therapievertrag« noch etwas anderes klar: Borderline-Kranke profitieren eher von einem offenen und klaren

Umgang und sind nicht immer auf eine Schonhaltung des Helfers angewiesen.

Gerade der zuvor genannte vierte Punkt, Herausheben der Eigenverantwortung, macht vielen Helfern, gerade wenn sie in Institutionen arbeiten, sehr zu schaffen, denn an vielen Orten ist es selbstverständlich, dass der Helfer die Verantwortung übernehmen muss. Diese Verantwortung im Sinne Kernbergs völlig an den Betroffenen zurückzugeben fällt daher nicht allen leicht. Gerade an diesem Punkt macht sich der Abschied von einer paternalistischen Haltung in der professionellen psychiatrischen Tätigkeit deutlich. Dem Betroffenen die Verantwortung übertragen bedeutet jedoch auch, dessen Autonomie zu stärken und Vertrauen in seine Stärken zu setzen. Die therapeutisch Tätigen müssen dann zudem die Art und Weise des Patienten, seine Verantwortung zu tragen, aushalten.

Vereinbarungen zur Struktur der Hilfe

Helferinnen und Helfer setzen viel zu oft bei den Betroffenen umfangreiches Wissen über die Struktur und Funktionsweise von Hilfe voraus. Gerade in Institutionen, etwa bei einer stationären Behandlung, brauchen die Betroffenen gelegentlich lange, um sich überhaupt zu orientieren. Dadurch geht nicht nur wertvolle Zeit verloren, sondern es werden auch Konflikte angelegt, die später zu krisenhaften Zuspitzungen führen können. Die Vermittlung von Strukturen dient daher vor allem der Orientierung und Sicherung der Zusammenarbeit.

Jegliche Hilfe hat strukturelle Rahmenbedingungen, deren Vermittlung hilfreich ist. Borderline-Kranke brauchen einen Rahmen nicht nur zur Orientierung, sondern sind aufgrund ihrer Schwierigkeiten mit dem inneren Erleben sehr darauf angewiesen, *aktiv* an der Umsetzung des Rahmens und den entsprechenden Absprachen beteiligt zu werden. Es muss Raum für eigene Initiativen bleiben.

Der Umgang mit Borderline-Kranken erfordert daher in besonderem Maße eine Atmosphäre der *tätigen Gemeinschaft.* Zur Information über die Strukturen gehört selbstverständlich auch die Information über die einzelnen Bausteine der Hilfe. Günstig ist, wenn diese Bausteine möglichst viele Erfahrungsräume zur Verfügung stellen, ohne dass es zu einer Desintegration von Erfahrungen kommt. Im stationären Rahmen ist das Schaffen von unterschiedlichen Erlebensräumen leicht zu verwirklichen. So kann dem Körper in der Bewegungstherapie, den Sinnen im Genusstraining und der Problemlösung im sozialen Kompetenztraining Aufmerksamkeit geschenkt werden. Allerdings auch in der ambulanten Versorgung sollte und kann eine gewisse Vielfalt praktiziert werden, etwa durch die Kombination von Einzel- und Gruppentherapie oder der Integration von Achtsamkeitstechniken und Anregungen zu einer besseren Körpererfahrung.

Bedeutung von Regeln

Jede Gemeinschaft ist auf Regeln angewiesen. Nur so kann Verlässlichkeit und das Gefühl von Sicherheit vermittelt werden, außerdem gilt es, die Interessen der »nicht Anwesenden« zu wahren (etwa der Mitarbeiter der Nachtschicht, der Kostenträger etc.). Der Wert einer Regel misst sich daran, inwieweit diese Ziele erreicht werden. Jede Regel ist gleichwohl kein Wert an sich, daher müssen Ausnahmen von Regeln möglich sein. Dies relativiert den Wert einer Regel keineswegs. Durch eine Regel kann beispielsweise bestimmt werden, dass auf ein selbstverletzendes Verhalten mit Reserviertheit reagiert werden soll; in der konkreten Situation wird ein Mitarbeiter sich aber über diese Regel hinwegsetzen müssen, wenn zu befürchten ist, dass der Betroffene gesundheitliche Folgen auszuhalten hat, zu deren Bewältigung er Unterstützung braucht.

Regeln sind Ergebnisse und Grundlagen von Vereinbarungen und müssen selbstverständlich immer wieder im Hinblick auf ihren Nutzen überprüft werden. Einige Borderline-Kranke haben Schwierigkeiten mit Regeln, weil sie es kaum aushalten, in Widerspruch zu Regeln zu geraten. Um dieser schmerzhaften Erfahrung zu entgehen, versuchen einige, Regeln überhaupt infrage zu stellen. Zudem kann die Diskussion über die Einhaltung von Regeln Unsicherheiten in der Beziehung signalisieren – ein Zustand, der Borderline-Kranke zusätzlich alarmiert –, die Diskussion über Regeln hat dann einen Stellvertretercharakter.

All dies zeigt, dass Regeln alles andere als überflüssig sind, allerdings gibt es gute Gründe, mit der notwendigen Gelassenheit auf die Regeln hinzuweisen. → Scheinbare Kompetenz, Seiten 65, 137

Vereinbarungen zum Umgang mit Krisen

Wenn Borderline-Kranke in Krisen geraten, verlieren sie einen Gutteil ihrer Kompetenz. Es dauert dann bei vielen längere Zeit, bis die emotionale Erregung abgeklungen ist. Dabei kann es sein, dass sich das Krisengefühl nicht unbedingt an die Dienstzeiten des Helfers hält. Es ist also erforderlich, für solche Fälle Vereinbarungen zu treffen. Bei der Dialektisch-Behavioralen Therapie etwa hat der Telefonkontakt diese Funktion. Es sind aber viele andere Formen der Vereinbarung zur Krisenbewältigung denkbar. Wichtig ist nur, dass sie funktionieren und eine gewisse Verbindlichkeit haben. Vereinbarungen, die die Möglichkeiten des Helfers überschreiten, sind ungünstig. Auch sollte klar sein, dass die Krise eine Ausnahme ist und dass während einer Krise nur minimale Fortschritte erzielt werden können.

Die Vereinbarungen zur Krisenbewältigung haben dann einen Nutzen, wenn es gelingt, sie möglichst konkret zu fassen. Eine aus dem Alltag entlehnte Vereinbarung soll an dieser Stelle der Veranschaulichung dienen. Es geht dabei um eine sogar schriftlich formulierte Vereinbarung zwischen einer Borderline-Patientin und einer Ergotherapeutin, bei der es um eine Mischung aus Krisenbewältigung und Vereinbarung im Hinblick auf therapiegefährdendes Verhalten geht.

BEISPIEL → Frau S. erklärt sich damit einverstanden, dass sie:

- zweimal täglich pünktlich zur Beschäftigungstherapie erscheint,
- die volle Zeit an der Beschäftigungstherapie teilnimmt,

- sich telefonisch bei Fr. M. meldet, wenn sie nicht an der Therapie teilnehmen kann, dafür sind triftige Gründe zu nennen,
- täglich vier Konzentrationsaufgaben von Fr. M. erhält, wovon sie zwei lösen muss und die restlichen zwei bei Bedarf lösen kann – diese sind am darauf folgenden Morgen in die BT mitzubringen,
- keine Gegenstände aus der BT dazu benutzt, selbstverletzendes Verhalten auszuüben.

Wenn der Vertrag von Frau S. nicht eingehalten wird, gilt dieses als therapieschädigendes Verhalten und hat folgende Konsequenz:

- 24-stündige Kontaktsperre zu Frau M.

Bei einem konsequenten Einhalten des Vertrages bekommt Frau S. folgende Vergünstigung:

- einmal die Woche einen halbstündigen Spaziergang mit Frau M.

Unterschrift

Die Patientin war zur Einzeltherapie in der Ergotherapie angemeldet worden, doch zunächst trotz Aufforderung nicht in der Ergotherapie erschienen und hatte später Werkzeuge aus der Beschäftigungstherapie (BT) mitgenommen und sich auf der Station damit verletzt. Die Vereinbarung diente dazu, die Zusammenarbeit mit der Patientin überhaupt zu ermöglichen, und es wurden dazu konkrete Punkte angesprochen. Auch die Konsequenzen sind in dem Papier sehr konkret und aus der Position der Ergotherapeutin formuliert, also persönlich. Diese konkrete Vereinbarung war in dieser Situation der Ausgangspunkt für eine erstmalige kontinuierliche und erfolgreiche Teilnahme dieser Patientin an einer Therapie.

Definition von Grenzen

Jede Vereinbarung beinhaltet eine Kündigungsklausel. Viele schädigende Eskalationen im Zusammenhang mit der Borderline-Störung lassen sich mit der Missachtung dieser Kündigungsklausel erklären. Das Ergebnis ist dann eine undefinierte Beziehung. Eine solche Konstellation eröffnet der Willkür von beiden Seiten Tür und Tor, mit der Gefahr einer beinahe »kriegerischen« Auseinandersetzung um die Kontrolle über die Beziehung. Dies kommt allenfalls den destruktiven Impulsen aller Beteiligten entgegen. Sinnvoller scheint es, in einem solchen Fall die Vereinbarung zu beenden, denn nur so erschließt sich die Chance, zu einer neuen und tragfähigeren Vereinbarung zu kommen.

MERKE → **Ein zentrales Element beim Umgang mit Borderline-Kranken sind die (therapeutischen) Vereinbarungen. Die Vereinbarungen betreffen die Struktur des Umgangs und die Maßnahmen zur Krisenintervention. Die Vereinbarungen zum Umgang miteinander finden in dem sogenannten Therapievertrag ihren Niederschlag.**

Die zeitliche Struktur der Hilfestellung

Oben wurde bereits auf die Notwendigkeit eines sorgsamen Umgangs mit der Zeit hingewiesen. Eine Helfer-Patient-Beziehung ist kein Ersatz für intime Bindungen oder Freundschaften. Auch wenn sich die Begleitung über einen mehr oder weniger langen Zeitraum erstrecken kann, ist die Hilfe immer zeitlich begrenzt.

Viel wichtiger als diese Tatsache ist allerdings noch, dass die Vereinbarung zur zeitlichen Ausdehnung der Hilfe das Arbeitsbündnis stärkt. Das heißt: Betroffene und Helfer werden dann nicht so schnell dazu neigen, unangenehme Themen auf später zu verschieben oder die Lösung von Problemen aufzuschieben. Auch wird die mögliche Trennung der Beziehung verdeutlicht, womit der Gefahr entgegengewirkt wird, die Helfer-Patient-Beziehung als Ersatz für andere fehlende Beziehungen zu missbrauchen – eine Gefahr, die im Übrigen wechselseitig sein kann.

Vernetzung der Hilfe

Die psychosoziale Versorgungslandschaft hat sich mittlerweile erheblich differenziert. Die Folge ist, dass die Betroffenen häufig nicht nur einen Helfer haben, sondern in ein Hilfenetz eingebunden sind. Auch wenn die Koordination der Helfer häufig gewährleistet ist, kann sich die Kooperation aller als durchaus problematisch herausstellen, vor allem dann, wenn es an gegenseitigem Respekt mangelt. Kooperation setzt eine angemessene

Kommunikationsstruktur voraus, die auf eine bestimmte Region hin (»Gemeindepsychiatrischer Verbund«) erarbeitet werden muss.

MERKE → **In einer zunehmend differenzierten Versorgungslandschaft muss Hilfe auch trägerübergreifend koordiniert und aufeinander abgestimmt werden.**

Die Rolle des Teams

Psychiatrische Hilfen erfolgen immer in vernetzten Strukturen, sodass auch der Umgang mit Borderline-Erkrankten im Kontext eines Teams erfolgt, etwa bei der stationären Behandlung der Betroffenen oder aber bei der Betreuung in Wohngemeinschaften und Ähnlichem. Die Zusammenarbeit mit anderen Helferinnen und Helfern ist dabei auf den ersten Blick mühsam, weil die Arbeit im Team eine Quelle zusätzlicher Spannungen darstellt. So ist die Gefahr groß, dass bei der Versorgung und Betreuung Konflikte entstehen, zwischenmenschliche Kränkungen erfolgen oder eine Art Kakophonie der Meinungen entsteht.

← Teamspaltung

Spalten Borderline-Kranke also unvermeidlich die Betreuungsteams? Auf den ersten Blick sicherlich. Nun sind aber Unterschiede in den Kommunikationsstilen, den Lebensauffassungen, der Kompetenz, der Macht etc. in Teams die Regel. Auch das Bedürfnis, »an einem Strang ziehen zu wollen«, kann diese Unterschiede nicht zum Verschwinden bringen. Die »Spaltung« des Teams ist in diesem Sinne völlig normal.

Schmerzhaft werden diese Unterschiede jedoch dann, wenn sie als unüberbrückbar erscheinen, sie eine klare Trennung zwischen Gut und Böse anstoßen und zu gegenseitiger Missachtung führen.

Tatsächlich haben Borderline-Kranke das ungeheure Geschick, Unterschiede zu Katastrophen zu machen. Vielleicht liegt das daran, dass die Betroffenen selbst andauernd in der Furcht leben, an ihren inneren Widersprüchen zu zerbrechen. Es ist dann legitim, von dem Kontext zu erwarten, nicht immer auf diese Widersprüche hingewiesen zu werden.

Ähnlich kann es den Mitgliedern des Teams gehen, sodass im wahrsten Sinne des Wortes eine spiegelbildliche Situation entsteht.
Solche Konstellationen bergen die Gefahr des Kampfes in sich, obgleich der paradoxerweise nicht hilft, die Widersprüche wirklich zu überwinden. In der Tat sind ja Unterschiede und Widersprüche ein Teil unserer Wirklichkeit. Sie zu überwinden bzw. aufzuheben gelingt in seltenen Fällen schon dadurch, dass man sich eben für *eine* Möglichkeit entscheidet. Häufiger müssen weitere Möglichkeiten und Kompromisse gefunden und ausgehandelt werden. Nicht selten müssen die Widersprüche sogar auch schlicht ertragen werden.
Gerade diese im eigentlichen Sinne dialektischen Situationen sind häufig genug Ausgangspunkt für Entwicklungssprünge. Das gilt für den Betroffenen, aber auch für das Team. Es spricht daher für die Qualität der Teamarbeit im Umgang mit Borderline-Kranken, wenn diese Unterschiede und Widersprüche ausgehalten und sogar genutzt werden können, denn gerade dann erweist sich der Wert der Teamarbeit. Der als »Spaltung« diskriminierte Vorgang kann dann als Herausforderung für das Team verstanden und konstruktiv genutzt werden.

⟵ Supervision

Weil beim Umgang mit Borderline-Kranken die Gefahr konfliktreicher und krisenhafter Zuspitzungen groß ist, kommt einer Außenperspektive eine wichtige Bedeutung zu. Besonders die emotionalen Anforderungen an die Helfenden bedingen immer wieder einen Klärungs- und Unterstützungsbedarf. Eine solche Unterstützung kann und sollte durch Supervision gewährleistet werden. Steht diese Möglichkeit allerdings nicht zur Verfügung, müssen andere Formen der Unterstützung gesucht werden, etwa durch Formen kollegialer Beratung oder mithilfe von Netzwerken. Unterstützung kann selbstverständlich auch von anderen Teammitgliedern geleistet werden (»Intervision«), auch wenn dann natürlich die Neutralität nicht mehr gewährleistet ist.

MERKE → Erst wenn ein Team in der Lage ist, die bestehenden Unterschiede der einzelnen Mitglieder zu akzeptieren und zu nutzen, kann die Zusammenarbeit auch für die Betroffenen nutzbar gemacht werden. Spaltungsverhalten aufseiten der Erkrankten sollte für ein Team eine fachliche Herausforderung darstellen. Wegen der vielen möglichen Probleme ist die Möglichkeit der Supervision zu bedenken.

Helfende Strategien

Im Zusammenhang mit dem Borderline-Syndrom werden mittlerweile verschiedene therapeutische Techniken mit teilweise erstaunlichem Erfolg angewendet. Die Hilfemöglichkeiten für die Betroffenen haben sich dadurch erheblich erweitert. Auch wenn die einzelnen Vorschläge unterschiedlichen psychotherapeutischen Schulen (meist Verhaltenstherapie oder Psychoanalyse) zugeordnet werden, so finden sich doch viele Gemeinsamkeiten. Um diesen integrativen Aspekt zu betonen, sind die Strategien im Folgenden nicht nach den einzelnen Schulen getrennt.
Grundsätzlich setzen die Behandlungsvorschläge an zwei Punkten an: der emotionalen Instabilität und den spezifischen Beziehungsformen Borderline-Kranker. Die dazu entwickelten Methoden liegen inzwischen manualisiert vor, das heißt als ausgearbeitete Therapieanweisungen (siehe Literaturhinweise). Bei allen Methoden und Verfahren finden sich Hinweise auf die Bedeutung von Vereinbarungen beim Umgang mit Borderline-Kranken, wie sie im vorausgegangenen Kapitel dargestellt wurden.
Im Folgenden sollen einzelne Aspekte der therapeutischen Arbeit vorgestellt werden.

Hilfe zur Selbsthilfe

Mittlerweile hat sich ein aktiver und lebhafter Dialog zwischen den Betroffenen entwickelt und allmählich kann von einer Selbsthilfebewegung gesprochen werden kann. Teilweise organisieren sich die Gruppen nach dem sogenannten Trialogmodell, wie es von Psychoseerkrankten entwickelt wurde und bei dem Betroffene, Angehörige und Fachleute zusammenkommen. Insbesondere das Internet wird von Betroffenen zum

Erfahrungsaustausch und zur Information genutzt (einige Adressen finden sich am Schluss des Literaturverzeichnisses). Inhalt des Austausches sind häufig Erlebnisberichte von Betroffenen, die dabei helfen, aus der Isolation der Erkrankung herauszufinden.
Gerade die Untersuchungen zum Verlauf der Borderline-Erkrankung belegen den entschiedenen Wert der Selbsthilfe, auch wenn es noch wenige Informationen darüber gibt, was im Lebensweg der Betroffenen konkret zur Verbesserung beiträgt. So bleibt offen, welche Rolle der sozialen Unterstützung (etwa durch Partner), der Lösung lebenszyklisch gebundener Probleme oder dem Bewältigungsverhalten zukommt.
Die folgende Abbildung zeigt unterschiedliche Aspekte des Bewältigungsverhaltens. Es ist zu vermuten, dass handelnde und emotionale Bewältigungsformen bei der Selbsthilfe eine große Rolle spielen. Durch die Bereitstellung von Informationen können ergänzend auch die kognitiven Bewältigungsformen gestärkt werden. Hier kann ein Ansatzpunkt der Hilfe zur Selbsthilfe liegen, etwa durch die Vermittlung von Wissen über die Grundlagen der Störung. Bei den Arten der Bewältigung sind vor allem die bedrohungsfokussierenden besonders problematisch, weil einige Symptome der Borderline-Störung als ungünstige Formen der Spannungslösung gelernt werden. So kann ein Gespräch über Suizidalität verheerende Wirkung für den Betroffenen haben. Entsprechend erweisen sich im Alltag die bedrohungsmindernden Bewältigungsarten als günstiger, etwa in der Form des Stresstoleranz-Trainings.

⟵ **Bewältigung**

Ressourcen, Seiten 89, 143

ABBILDUNG 6 Krankheitsbewältigung

Bewältigungsformen

- handelnde
- kognitive
- emotionale

Bewältigungsarten

- bedrohungsmindernde
- zuwendungsorientierte
- bedrohungsfokussierende

Die Förderung der Selbsthilfe bei Borderline-Kranken ist sicherlich ein hilfreicher Schritt, zumal damit auch die Autonomie und die Selbstverantwortung gefördert werden. Ohnehin kennzeichnet die zunehmende Übernahme von Eigenverantwortung am besten die Schritte zur Überwindung der Störung. Zudem beugt sie einer möglichen Tendenz vor, sich nämlich vollständig von professioneller Hilfe abhängig zu machen. Ein Weg, der oft genug in sozialen Katastrophen endet.

Psychoedukation

Die Unterstützung der kognitiven Bewältigungsformen ist ein Hauptanliegen der sogenannten Psychoedukation. Die Aufklärung und Information von Betroffenen über ihre Erkrankung sollte jedoch in *jeder* therapeutischen Beziehung eine Selbstverständlichkeit sein und nicht erst Aufgabe von Spezialprogrammen, gleichwohl systematisiert eine strukturierte Psychoedukation die Information. Entscheidend für die Vermittlung von Informationen sind die Konsequenzen, die der Betroffene daraus entwickeln kann. Die Fragen zielen in der Regel auf die Diagnose (welche Krankheit habe ich?), die Ursachen (woher kommt die Erkrankung?), auf die Prognose (welche Chancen habe ich und was habe ich zu erwarten?) und die Möglichkeiten der Therapie (was können ich und die Helfer gegen die Erkrankung unternehmen?). Der Wert der zur Verfügung gestellten Informationen misst sich daran:

- ob ein nachvollziehbares Modell der Erkrankung vermittelt wird (Verständnis),
- ob ein optimistisches Lösungsmodell entworfen wird (Hoffnung),
- ob durch die Information konkrete Handlungsschritte erfolgen können (Orientierung).

Aus den bisherigen Erfahrungen lässt sich bezüglich der Borderline-Erkrankung die Rolle der Emotionen besonders gut vermitteln (Modell der emotionalen Instabilität). Auch können Aspekte mithilfe von Stressmodellen erklärt werden. Nicht zuletzt helfen etwa die Kriterien des DSM-IV, die Ausdrucksformen der Erkrankung zu erläutern.

Motivation, Seiten 32, 85 f., 115

Die Psychoedukation stellt beispielsweise beim STEPPS-Programm (»Systems Training for Emotional Predictability and Problem Solving«), einem ambulanten Gruppentraining für Borderline-Kranke, mit der Einheit »Die Erkrankung erkennen und annehmen« den ersten Schritt dar. Dabei werden nicht nur die Symptome anhand des DSM-IV vermittelt, sondern auch schon persönliche Erfahrungen aufgenommen, Selbstdiagnoseinstrumente verwendet und die Bedeutung dysfunktionaler Einstellungen und Schemata diskutiert.

Konfrontation mit den Problemen

Die Problemaktualisierung ist ein zentrales Element der Therapie. Ziel ist dabei, den Betroffenen ein tieferes Verständnis ihrer Schwierigkeiten zu vermitteln und damit Veränderungen zu ermöglichen. Lange Zeit galt, dass ein solcher Schritt nur durch eine Verdichtung von Emotionen zu erreichen sei. Eher mystische Vorstellungen einer emotionalen Reinigung standen dabei wohl Pate. Tatsächlich aber sind unter emotionalem Druck viele Wahrnehmungs- und Gedankenkanäle »verstopft«. Eine therapeutische Problemaktualisierung muss daher im Spannungsfeld zwischen der Erzeugung von Aufmerksamkeit (Öffnung für neue Informationen) und Aufrechterhaltung eines relativen emotionalen Gleichgewichts (Stressfreiheit) stattfinden. Nur wenn dieses Spannungsfeld angemessen gestaltet wird, kommt ein Fortschritt zustande.
Wegen des hohen Erregungsniveaus und der gelegentlich heftigen emotionalen Reaktionen haben es Borderline-Kranke besonders schwer, sich einer solchen Problemaktualisierung zu öffnen. Viele neigen eher dazu, sehr abwehrend auf entsprechende Hinweise zu reagieren. Vor allem der Umgang mit Widersprüchen ist für sie schwierig, weil die Konfrontation

Angst auslöst. O. F. Kernberg hat daher im Rahmen seiner psychodynamischen (psychoanalytischen) Ansätze aus gutem Grund ein eher behutsames Vorgehen empfohlen. Die Helfer sollen dabei der Tendenz, schnell Erklärungen (im psychoanalytischen Sinne »Deutungen«) abzugeben, widerstehen und vielmehr zunächst weniger Angst auslösende Interventionen verwenden. So steht an erster Stelle die Frage der »Klärung«, dann erst folgen die »Konfrontation« und an letzter Stelle die »Deutung«.

→ **Störungsaspekt, Seite 85**

Die Einhaltung eines solchen Ablaufs bedarf der Übung, kann aber sehr helfen, den Dialog mit Borderline-Kranken möglichst lange offenzuhalten. Kernberg erläutert sein Vorgehen an einigen Beispielen (siehe Abbildung).

ABBILDUNG 7 Therapieablauf

Klärung	
Die Klärung hat die Funktion, die wesentlichen Inhalte zu erklären und herauszufinden, inwieweit der Patient das »Material« versteht.	T: »Ich bemerke, dass Sie jedes Mal, wenn ich meinen Stuhl bewege, auf die Uhr gesehen haben. Fällt Ihnen dazu etwas ein?«
Konfrontation	
Die Konfrontation soll dem Patienten etwas von dem latent vorhandenen konflikthaften und unvereinbaren Aspekten des Materials bewusst machen.	T: »Sie haben all meine Beobachtungen in dieser Stunde sofort zurückgewiesen – fast ohne einen Moment darüber nachzudenken – und gleichzeitig behauptet, dass Sie nichts von mir bekommen. Was denken Sie dazu?«
Deutung	
Die Deutung verbindet bewusstes und unbewusstes Material. Ziel ist, die Konflikthaftigkeit des Materials aufzulösen.	T: »Könnte es sein, dass Sie die verborgenen Attacken gegen Sie in diesem Bericht verleugnen, weil Sie vor der Intensität Ihrer Wut gegen Ihren politischen Rivalen Angst haben?«

Dialektische Strategien

Ein den Vorschlägen O. F. Kernbergs (siehe oben) sehr ähnliches Vorgehen schlägt M. Linehan mit ihrer Dialektisch-Behavioralen Therapie (DBT) vor. Sie nennt diese Strategie »dialektisch« und meint damit das Aufzeigen von Gegensatzpaaren. Sie will damit deutlich machen, dass man die Vorstellung fallen lässt, logisches Denken und intellektuelle Analyse seien die einzigen Möglichkeiten, die Wahrheit herauszufinden. Stattdessen muss auch das Wissen durch direkte Erfahrung anerkannt werden. Ein solches Gegensatzpaar bilden beispielsweise die Behauptungen:

- Eine Voraussetzung des Fortschritts ist, dass man jenseits der Meinung anderer einen eigenen Weg findet.
- Eine Voraussetzung des Fortschritts ist, die Anregungen aus der Umgebung aufzunehmen und zu nutzen.

Kernanliegen der dialektischen Strategie ist, die Betroffenen auf zusätzliche Aspekte und andere Perspektiven hinzuweisen. Das Ziel ist dabei die Überwindung des Schwarz-Weiß-Denkens zugunsten einer integrierten und offeneren Wahrnehmung von Wirklichkeit. Dazu gehört auch eine Balance von Verstehen und Infragestellen, von Sicherheitswahrung und Veränderungswünschen etc. → Störungsaspekt, Seite 85

Verhaltensanalyse

Die Verhaltensanalyse ist aus der Tradition der Verhaltenstherapie entstanden. Beim Umgang mit Borderline-Kranken eignet sich diese Technik besonders zur Auswertung von Krisen, problematischen Ereignissen und therapiegefährdendem Verhalten.

Die Verhaltensanalyse beginnt mit der präzisen Beschreibung des Problems oder der Situation (worum geht es?). Es folgt die Betrachtung der Wahrnehmungsprozesse (was ist geschehen?). Beides wird dann mit dem inneren Erleben verglichen (wie wird die Situation interpretiert und bewertet, welche Absichten wurden daraus entwickelt?). Danach werden die

Betroffenen angeregt, ihre tatsächlichen Verhaltensweisen in Form von Verhaltensketten zu beschreiben und die Konsequenzen aufzuzeigen (was habe ich getan und welche Konsequenzen folgten daraus?). Die Beschreibung der Konsequenzen wird ergänzt durch Überlegungen zu alternativen Verhaltensweisen (was hätte ich anders machen können?), um einen anderen Effekt zu erreichen.

Die Verhaltensanalyse ist ein gutes Mittel, den Betroffenen dabei zu helfen, Situationen auszuwerten, und zwar mit dem Ziel, das Verhalten verständlich zu machen und Alternativen zu finden. Die Verhaltensanalyse erfolgt im Nachhinein. So ist gewährleistet, dass die emotionale Anspannung abgeklungen ist und sich die Wahrnehmung wieder geweitet hat.

Übende Verfahren – Fertigkeitstrainings

Das Phänomen der emotionalen Instabilität im Rahmen des Borderline-Syndroms ist besonders gut den sogenannten übenden Verfahren zugänglich (Skills-Training). Verhaltensfertigkeiten können so aufgebaut werden, um eine bessere Stresstoleranz zu entwickeln, die innere Achtsamkeit zu verbessern, einen bewussten Umgang mit Gefühlen zu ermöglichen, die zwischenmenschlichen Fertigkeiten zu fördern und Maßnahmen zur Verbesserung der Lebensqualität zu ergreifen (das sind die Module der DBT).

Voraussetzungen für solche übenden Verfahren sind, dass der Betroffene das dahinter liegende Krankheitsmodell kennt und sich mit den Zielen einverstanden erklärt. Übende Verfahren haben im Umgang mit Borderline-Kranken den großen Vorteil, dass sie auf vorhandenen Bewältigungsressourcen der Betroffenen aufbauen, neue erschließen und zu einem aktiven Umgang mit den Problemen auffordern. In diesem Sinne kann der Betroffene dazulernen und erschließt sich neue Kompetenzerfahrungen bei der Lösung der Probleme. Übende Verfahren eignen sich besonders für Gruppenaktivitäten, weil durch sie der gegenseitige Erfahrungsaustausch gefördert wird. Außerdem lassen sich die einzelnen Übungsschritte gut in einem Programm zusammenfassen, wie es beispielsweise bei der Dialektisch-Behavioralen Therapie geschehen ist:

- **Vorbereitungsphase:**
  - **A.** Aufklärung über die Behandlung
  - **B.** Zustimmung zu den Behandlungszielen
  - **C.** Motivations- und Zielanalyse
- **Erste Therapiephase:**
  - **I** Suizidales und parasuizidales Verhalten
  - **II** Therapiegefährdendes Verhalten
  - **III** Verhalten, das die Lebensqualität beeinträchtigt
  - **IV** Verbesserung von Verhaltensfertigkeiten
  - **a.** Innere Achtsamkeit
  - **b.** Zwischenmenschliche Fähigkeiten
  - **c.** Bewusster Umgang mit Gefühlen
  - **d.** Stresstoleranz
  - **e.** Selbstmanagement
- **Zweite Therapiephase:**
  - **V** Bearbeitung des Posttraumatischen Stresssyndroms
- **Dritte Therapiephase:**
  - **VI** Steigerung der Selbstachtung
  - **VII** Entwickeln und Umsetzen individueller Ziele

Auch das STEPPS-Programm stellt ein Fertigkeitstraining dar, wobei hier die achtsamkeitsbasierten Techniken eher integriert vermittelt werden. Außerdem erhalten Themen des Alltags eine höhere Aufmerksamkeit.

STEPPS-Themen sind:

- Distanz finden,
- Kommunikation,
- Gedanken hinterfragen,
- sich ablenken,

- Problembewältigung,
- sich Ziele setzen,
- essen und schlafen,
- Bewegung und Freizeitgestaltung,
- auf die körperliche Gesundheit achten,
- Vermeidung von selbstschädigendem Verhalten,
- Gestaltung sozialer Beziehungen.

⟵ Soziale Netzwerke

Die Koordination der verschiedenen Erfahrungsräume ist bei Borderline-Kranken wichtig und schwierig zugleich. Die Schwierigkeiten entstehen dabei meist aufgrund emotionaler Verwerfungen mit dem Umfeld. Soziale Integration beinhaltet daher auch immer das Entstehen von Konflikten und die Gefahr von Feindseligkeiten. Die Grundlage für eine Zusammenarbeit kann daher zunächst nur gegenseitiger Respekt sein. So wird beispielsweise im STEPPS-Programm die Gründung von Helferteams vorgeschlagen, die von den Betroffenen selbst zusammengestellt werden und für deren Kooperation der Betroffene ebenfalls die Hauptverantwortung trägt. Dabei setzen sich die Teams aus professionellen Helfern, Freunden und Angehörigen zusammen. Das verbindende Glied im Helferteam stellt die »gemeinsame Sprache« dar, also ein übereinstimmendes Verständnis von der Art der Störung und der Schritte zu ihrer Überwindung.

Validierung

Bei der Validierung vermittelt der Helfer dem Betroffenen, dass seine Reaktionen durchaus einen Sinn haben und in seiner aktuellen Lebenssituation verstehbar und nachvollziehbar sind. Validierung ist daher eine Form der Wertschätzung und wird getragen von einer empathischen Grundhaltung. Die Validierung bei Borderline-Kranken bezieht sich in erster Linie auf die Emotionen, Handlungen und Gedanken. Dazu muss den Betroffenen Gelegenheit gegeben werden, Emotionen auszudrücken. Sind die Emotionen verborgen oder unklar, so erfolgt die Validierung durch ein Nachfragen. Borderline-Kranke können oftmals Emotionen deswegen nicht erkennen, weil normalerweise eine Vielzahl von Emotionen gleichzeitig oder rasch aufeinanderfolgend auftreten. Gelegentlich können dabei sekundäre Emotionen die ursprünglichen Gefühle verdecken. Validierung hat hier die Funktion, die einzelnen Gefühle ernst zu nehmen, sie zu verstehen und in ihren Kontext einzuordnen. Validierung ist in erster Linie ein Element der Beziehungsgestaltung zu Menschen mit Borderline-Verhalten und zählt innerhalb der DBT zu den Verstehensstrategien.

→ Beziehungsaspekt, Seite 85

← Mentalisieren

Ausgehend von der Validierung sind es Bindungserfahrungen, die den Umgang mit Emotionen vermitteln und ermöglichen. Die Abbildung von Erleben, Urteilen und den damit verbundenen Gefühlen in den Beziehungen ist daher ein wichtiges Instrument, den Auswirkungen der Störung zu begegnen. Ziel ist es, Gefühlen einen Ausdruck zu geben, sie günstigenfalls sogar benennen und zuordnen zu können. P. Fonagy (Fonagy u. a. 2006) hat diesen Prozess »Mentalisieren« genannt und dabei die Bedeutung der Fähigkeit des Helfers hervorgehoben, Gefühle anzusprechen und zu verdeutlichen.

Kognitive Umstrukturierung

Bei der Technik der kognitiven Therapie geht es in erster Linie darum, ungünstige Bewertungen zu korrigieren. Ähnlich wie bei der Verhaltensanalyse steht am Anfang die Beschreibung der Situation oder des Problems. Danach wird nach den spontanen Gedanken, Bewertungen und Ideen gefragt und der dazugehörige Affekt gesucht. Daran anschließend erfolgt die Frage, ob die kognitive Reaktion als angemessen für die Zielerreichung eingeschätzt wird. In einem weiteren Schritt werden Alternativbewertungen entwickelt und auf ihre emotionalen Auswirkungen überprüft.

→ Ressourcen, Seite 89

Bei Borderline-Kranken findet man eine Reihe von ungünstigen und unrealistischen Vorstellungen, die oft genug Anlass für Probleme sind. So kann diese Technik beispielsweise bei der Klärung von Beziehungsproblemen wertvolle Dienste leisten.

Dysfunktionale Schemata

Ausgehend von der kognitiven Umstrukturierung ist beim Umgang mit Borderline-Kranken insbesondere die Kopplung von Gedanken und Gefühlen von Bedeutung. Diese Kopplung ist ein zentrales Element von Schemata, also relativ stabilen Erlebens- und Verhaltensstrukturen eines Menschen. Bei Borderline-Kranken lassen sich viele Schemata beobachten, die sich eher ungünstig auswirken, also dysfunktional sind bzw. geworden sind. J. E. Young u. a. (2008) betont daher die Bedeutung von Interventionen, die eine Veränderung solcher dysfunktionaler Schemata ermöglichen. Dabei geht es um:

1. Erkennen der für den Patienten relevanten Schemata und Schemamodi, ihrer Entstehungsbedingungen, Auslöser und dazugehöriger Bewältigungsreaktionen,
2. Milderung der Intensität der mit den Schemata und Modi verbundenen Erinnerungen, ihrer emotionalen Intensität, der Stärke der Körperempfindungen und der damit verbundenen dysfunktionalen Kognitionen sowie
3. Aufbau konstruktiver Verhaltens- und Denkmuster, die zu einer adäquaten, das heißt auf »erwachsene« Art herbeigeführten Befriedigung der Grundbedürfnisse führen.

Imaginative Übungen

Imaginative Techniken werden bei Borderline-Kranken immer häufiger eingesetzt. Dabei wird die Fähigkeit der Betroffenen zur Dissoziation ausgenutzt, um durch Imagination hilfreiche Selbstinstruktionen zu verankern. Diese Techniken haben sich vor allem bei traumatisierten Personen bewährt, die von bedrückenden Erinnerungen überflutet werden. Hier dienen sie vor allem zur Stabilisierung des inneren emotionalen Gleichgewichts. Zur Veranschaulichung folgendes Beispiel:

BEISPIEL → »Ich möchte Sie bitten, dass Sie sich mit dem Teil in Ihnen in Verbindung setzen, den man ›innere Weisheit‹ oder den ›inneren Arzt‹ nennen könnte, den Teil in Ihnen, der weise ist. Bitten Sie jetzt Ihre innere Weisheit, Sie in Kontakt zu bringen mit einem oder mehreren hilfreichen Wesen. Seien Sie offen für alle Wahrnehmungen, sei es, dass Sie etwas sehen oder die Präsenz der hilfreichen Wesen spüren oder sie hören. Nehmen Sie mit Ihren inneren Sinnen wahr, was Ihnen Ihre innere Weisheit zeigen will.

Möchten Sie mir etwas über Ihre Helfer erzählen? Welche Frage möchten Sie den Helfern jetzt vorlegen? Stellen Sie Ihre Frage so genau wie möglich, bitten Sie um Hilfe für Ihr Problem und seien Sie offen für jede Antwort, die Ihnen gegeben wird. Bewerten Sie nicht! Lassen Sie sich genügend Zeit. Bedanken Sie sich zum Schluss bei Ihren Helfern für deren Hilfe und bedanken Sie sich bei Ihrer inneren Weisheit, und kommen Sie wieder zurück in die Realität.

Beachten Sie: Manchmal sind die Antworten der Helfer direkt, manchmal gibt es verschlüsselte, symbolische Antworten, die erst übersetzt werden müssen, wie bei einem Traum. Manchmal sind die Antworten auch völlig unverständlich und es ist notwendig, Geduld zu haben.

Es ist möglich, dass böse Gestalten auftauchen. Sie haben das Recht, diese ungebetenen Gäste wegzuschicken, mit dem Hinweis, dass man sich mit diesen Gestalten später beschäftigen wird.«

Die oben genannten Techniken stellen selbstverständlich nur eine Auswahl der möglichen Strategien dar. Nicht dargestellt sind etwa die kunsttherapeutischen Möglichkeiten, die bewegungstherapeutische Vermittlung von Körpererfahrung und vieles andere mehr. Deutlich wird aber immerhin, dass die Möglichkeiten, der Borderline-Problematik zu begegnen, mittlerweile immens sind und sich gegenwärtig in einer rasanten Weiterentwicklung befinden.

Gerade die enge Kopplung von Sinneswahrnehmung, Köpererleben und Gefühlen legt nahe, Borderline-Kranke zu mehr Achtsamkeit anzuleiten. Achtsamkeit als buddhistisches Prinzip leitet zur nicht bewertenden Hinwendung zum Hier und Jetzt an. Den Kern achtsamkeitsbasierter Interventionen bilden einige Übungen.

Achtsamkeitsbasierte Techniken

BEISPIEL → Achtsames Atmen: Achtsames Atmen war unsere erste Entspannungsaktivität in der Sitzung zu »Distanz finden«.

Atmen Sie durch Ihr Zwerchfell. Legen Sie eine Hand auf Ihre Brust und die andere auf den Bauch. Sie sollten fühlen, wie Ihr Bauch sich dehnt (vorn, hinten und an den Seiten), während Sie atmen. Ihr Brustkorb sollte sich nicht bewegen, während Sie durch Ihr Zwerchfell atmen. Atmen Sie durch die Nase ein und durch den Mund wieder aus. Legen Sie sich auf den Rücken auf den Boden und legen Sie ein Objekt (etwa ein Buch) auf den Unterleib.

Konzentrieren Sie sich auf das Objekt, während es sich parallel zu Ihrer Atmung auf und ab bewegt, 5 bis 10 Minuten lang. Drehen Sie sich nun auf den Bauch, die Hände um den Kopf herumgelegt. Wenn Sie einatmen, drückt Ihr Bauch gegen den Boden. Wenn Sie ausatmen, löst er sich wieder vom Boden.

Atemzüge zählen: Atmen Sie tief ein und aus. Zählen Sie bis vier beim Einatmen. Zählen Sie bis acht beim Ausatmen. Versuchen Sie, beim Ausatmen bis 16 oder sogar bis 20 zu zählen.

Entspannungsseufzer: Atmen Sie durch Ihr Zwerchfell ein, stoßen Sie dann einen langen Seufzer der Erleichterung aus, während die Luft Ihre Lungen verlässt.

Spannungsabbau: Sagen Sie zu sich selbst, während Sie einatmen: »Entspannung einatmen.« Während Sie ausatmen, sagen Sie sich: »Anspannung ausatmen.« Machen Sie eine kurze Pause, bevor Sie wieder einatmen.

Achtsamkeitsbasierte Interventionen haben sich inzwischen in vielen therapeutischen Settings bewährt und können Borderline-Kranke zu einer besseren Hinwendung zum eigenen Inneren führen.

Medikamentöse Behandlungsmöglichkeiten

Das Borderline-Syndrom entzieht sich einer direkten Beeinflussung durch Psychopharmaka. Es gibt daher keinen Grund, Borderline-Kranke per se mit Psychopharmaka zu behandeln. Diese Angabe steht in einem gewissen Gegensatz zur psychiatrischen Praxis. Hier finden sich gelegentlich medikamentöse Behandlungen mit vielen unterschiedlichen Präparaten, sogar in Höchstdosierungen. Solche Behandlungsregime haben in der Regel keinen medizinischen Nutzen und entstehen häufig auf dem Boden einer weitgehend verunglückten Zusammenarbeit zwischen Betroffenen und Helfenden.

Allerdings lassen sich einige Teilaspekte der Borderline-Störung durch Psychopharmaka bessern. Dabei geht es aber immer um definierte Symptome und keineswegs um eine Langzeitbehandlung mit Psychopharmaka. Die Abbildung zeigt dazu eine Übersicht.

MERKE → Eine spezifische medikamentöse Behandlung der Borderline-Störung gibt es nicht. Allerdings lassen sich einzelne Symptome durch Psychopharmaka bessern. Das rechtfertigt jedoch noch keine Dauerbehandlung oder Mehrfachbehandlung mit hohen Dosen von Psychopharmaka.

ABBILDUNG 8 Medikamentöse Behandlung der Borderline-Störung

Gruppe	Beispiel	Wirkung	Nebenwirkung	Einsatzbereich
Neuroleptika	Haldol® Neurocil®	Die Wirkung der Neuroleptika ist abhängig von deren Potenz. Niederpotente Neuroleptika wirken vor allem sedierend und werden daher als Schlaf- und Beruhigungsmittel eingesetzt. Hochpotente Neuroleptika wirken gegen psychotische Symptome, insbesondere gegen gedankliche Desorganisation und gegen das so genannte paranoid-halluzinatorische Syndrom.	Abhängig von der Potenz haben Neuroleptika Auswirkungen auf die Bewegungen. Es kann zu einem künstlichen Parkinson-Syndrom kommen, auch Sitzunruhe und Krämpfe sind möglich.	Bei der Borderline-Störung können die gelegentlich kurzzeitig auftretenden psychotischen Episoden mit Neuroleptika behandelt werden. Eine günstige Wirkung ist aber nur für niedrige Dosen beschrieben. Eine langfristige Behandlung hat nur sehr selten einen Nutzen. Die Wirkung bei Dissoziation ist unsicher.
Atypische Neuroleptika	Leponex® Zyprexa® Risperdal®	Atypische Neuroleptika wirken ähnlich wie klassische Neuroleptika.	Der Vorteil der atypischen Neuroleptika besteht in der geringeren Rate von motorischen Nebenwirkungen. Für einige sind Blutbildveränderung und Gewichtszunahme beschrieben. Keine Abhängigkeit.	Wie bei den typischen Neuroleptika.
Antidepressiva	Saroten® Ludiomil®	Antidepressiva wirken auf Kernsymptome der Depression wie Freud- und Interessenverlust sowie negative Gedanken. Antidepressiva wirken nur, wenn sie ausreichend hoch dosiert werden, und eine Wirkung ist erst nach einigen Wochen zu erwarten. Auch chronische Schmerzzustände können mit AD behandelt werden.	Die Nebenwirkungen sind zwischen den Präparaten unterschiedlich. Häufig sind Kreislaufstörungen und trockene Schleimhäute. Keine Abhängigkeit.	Depressive Verstimmungszustände.

Gruppe	Beispiel	Wirkung	Nebenwirkung	Einsatzbereich
Serotonerge Antidepressiva	Anafranil® Fluctin® Cipramil®	Serotonerge AD wirken zusätzlich auf Angst- und Zwangssymptome.	Blutdruckkrisen, starkes Schwitzen, Schwindel. Vereinzelt Absetzprobleme, Übelkeit, Unruhe, Somnolenz.	Depressive Verstimmung, Angst, Zwangssymptome, Reduktion von Essattacken bei Bulimie.
Phasenprophylaktika	Hypnorex® Tegretal® Mylepsinum®	Diese Medikamente werden bei der Manie und als vorbeugendes Medikament bei sich wiederholenden affektiven Erkrankungen eingesetzt. Alle Medikamente wirken auch gegen Impulskontrollstörungen und Aggressivität.	Die Nebenwirkungen richten sich nach dem eingesetzten Präparat. Da die therapeutische Spanne gering ist, werden die Medikamente nach Blutspiegel dosiert. Keine Abhängigkeit.	Bei Impulskontrollstörungen, Aggressionen.
Tranquilizer (Benzodiazepine)	Valium® Tavor®	Tranquilizer wirken beruhigend, schlaffördernd und ausgleichend. Die Wirkung tritt sehr schnell ein und wird in der Regel als angenehm erlebt.	Atemstörung. Tranquilizer verlieren nach längerer Einnahme ihre Wirkung. Abhängigkeitsentwicklung nach längerer Einnahme wahrscheinlich.	Wegen möglicher Abhängigkeit nur Einsatz im Rahmen von Ausnahmezuständen und Notfallsituationen.
Opiatantagonisten	Naltrexon®	Medikament blockiert die Opiatrezeptoren im Gehirn, sodass auch das körpereigene Morphin (Endomorphin) nicht mehr wirken kann.	Bei Opiatabhängigen Entwicklung starker Entzugssymptome.	Bei selbstverletzendem Verhalten (noch nicht offiziell anerkannte Indikation).

Umgang mit den Partnern und der Familie der Betroffenen

Borderline-Erkrankte leben in einem sozialen Kontext, etwa mit den Eltern oder einem Partner, gehen einem Beruf nach und haben Freunde. Dieses soziale Netz ist selbstverständlich in vielerlei Hinsicht mitbetroffen bei vielen Borderline-Verhaltensweisen. Das folgende Beispiel aus einem Brief vermittelt eine Vorstellung davon.

BEISPIEL → »Meine Frau hat zwei Töchter in unsere Ehe mitgebracht. Hier geht es um die ältere von beiden (14). Sie ist sehr stark verhaltensauffällig. Sie ist gleichgültig, hochgradig aggressiv und provokativ, suchtgefährdet (sie ›schnüffelt‹ Deo), fällt von einem Gefühl ins Gegenteil, und zwar manchmal ohne einen für uns erkennbaren Grund. Ferner ist sie nicht auch nur ansatzweise zu einem ›geregelten‹ Leben zu bewegen (Schulbesuch etc.), und sie ist auch nicht in der Lage, Freundschaften über eine längere Zeit zu pflegen. Außerdem hat sie große Probleme mit der Körperhygiene.

Besonders ängstigt uns die Tatsache, dass sie sich die Arme aufritzt und offen mit Suizid droht. Es fällt auf, dass sie sich über gar nichts freuen kann. Die meisten dieser Verhaltensauffälligkeiten bestehen seit frühster Kindheit. Da es unmöglich wurde, mit diesem Mädchen zusammenzuleben, wurde das Jugendamt zur Hilfe gerufen. Seit inzwischen etwa einem Jahr ist sie in einer Einrichtung extern untergebracht, in der sie recht gut betreut wird. Unsere Sorge ist nun, dass es sich nicht um einfach nur ein ›schwer erziehbares‹ Kind handelt, sondern dass sie wirklich schwer psychisch krank ist. Auch wenn ich oben extrem sachlich alles aufgezählt habe, so darf das bitte nicht als Geringschätzigkeit aufgefasst werden. Es ist halt der Versuch, so kurz wie möglich zusammenzufassen.

Unsre Probleme sind nun gleich mehrere: 1.) Wie können wir herausfinden, was dem Kind wirklich fehlt? Besuche bei verschiedenen Therapeuten haben bisher zu keiner Diagnose geführt. 2.) Wie gehen wir als Angehörige mit ihr um? Mit der offenen Ablehnung, mit den Aggressionen gegen jeden von uns, sogar gegen ihre kleine Schwester? Mit ihrem ›Sich-nichts-sagen-Lassen‹ (sie läuft ständig fort, ist oft tagelang weg und geht nicht zur Schule) hält sich an keinerlei Absprachen? Wie gehen wir mit offenem Terror um (sie hat meine Frau schon ausgesperrt, stiehlt zu Hause und auch auswärts).

Wir sind sehr verunsichert zwischen einerseits dem Versuch, sie verstehen zu wollen, und andererseits dem Gefühl, es einfach nicht mehr durchstehen zu können. Wir haben mitunter das Gefühl, einfach müde zu sein, es nicht zu schaffen, diesem Kind gerecht zu werden. Alle Versuche, mit ihr mal etwas Angenehmes zu unternehmen, scheitern. Ich hoffe sehr, dass diese Aufzählung nicht zu ›chaotisch‹ war.«

Die Berücksichtigung und Einbeziehung des sozialen Netzes ist mittlerweile ein unverzichtbarer Bestandteil psychiatrischer Hilfen. Nun stellen sich die Fragen bei Borderline-Kranken in einer spezifischen Form. Anders als Menschen mit Psychosen leben Borderline-Kranke nur selten in Abhängigkeitsverhältnissen. Gleichzeitig sind die mit der Problematik verbundenen Konflikte und die Schwierigkeiten der Bezugspersonen, mit der emotionalen Instabilität umzugehen, charakteristisch für die sozialen Beziehungen von Borderline-Kranken. Aber auch in diesen Fällen ist es generell sinnvoll, Kontakt zu dem sozialen Netz des Betroffenen aufzunehmen. Zuweilen zeigen sich dabei völlig desolate Beziehungsmuster, eine tiefe Verstrickung in Missverständnissen und offene Aggressionen.

Da Borderline-Kranke in der Regel nicht in Abhängigkeitsbeziehungen leben, muss die Autonomie des Betroffenen auf jeden Fall berücksichtigt werden. Allerdings setzt eine hilfreiche soziale Unterstützung gegenseitiges Verständnis und auch Wissen über den Charakter der Störung voraus. Dafür kann der Helfer werben und so möglicherweise auch den Dialog des Betroffenen mit wichtigen Bezugspersonen verbessern und intensivieren.

MERKE → **Angehörige wie Eltern oder Partner sind oft so stark verunsichert durch die jahrelangen Erfahrungen mit den Borderline-Erkrankten, dass sie oft selbst Hilfe brauchen.**

Behandlungs- und Betreuungssettings

Beim Umgang mit Borderline-Kranken ist der Kontext, in dem die Hilfe stattfindet, von immenser Bedeutung. Nicht jeder Kontext stellt sich als geeignet heraus, manche können sogar schaden. Wichtiger jedoch erscheinen Überlegungen, wie der jeweilige Kontext für eine günstige Entwicklung genutzt werden kann und welche Schwerpunkte in den einzelnen Settings in den Vordergrund gerückt werden sollten.

Stärker als beim Umgang mit anderen seelischen Erkrankungen muss bei der Borderline-Störung die Wahrung von Eigenverantwortung und Autonomie des Betroffenen im Mittelpunkt der Hilfe stehen. Das Ziel ist es, die Lösung der mit der Störung verbundenen Probleme und Schritte zur Entwicklung einer angemessenen Lebensqualität zu erarbeiten. Im Zentrum steht daher die Therapie als eine *zeitlich begrenzte* und eher *beratende* Hilfe. Natürlich kann darüber hinausgehende Hilfe erforderlich werden, etwa bei der beruflichen Integration oder der sozialen Ablösung vom Elternhaus, aber auch hier erscheint eine zeitlich klar befristete Struktur ratsam. In Bezug auf die Lebensqualität brauchen Borderline-Kranke nur selten soziale Schonräume, zumal diese zuweilen die Gefahr bergen, dass sich hier die destruktiven Teile der Borderline-Störung breitmachen. Hilfe soll gerade bei den konstruktiven Anteilen der Betroffenen ansetzen.

Es ist durchaus umstritten, ob Borderline-Kranke in spezialisierten Settings behandelt werden sollen oder nicht. So oder so bedingen die Besonderheiten bei der Beziehungsgestaltung eine gründliche Vorbereitung der Helfer für die Entwicklung einer angemessenen Haltung. Die aus einer solchen Einstellung resultierende Erfahrung kann vor ungünstigen Verwicklungen mit den Betroffenen schützen und einer resignierten, ablehnenden Haltung vorbeugen.

Spezialisierte Settings haben den Vorteil, dass Krankheits- und Lösungskonzepte durch gegenseitigen Erfahrungsaustausch der Betroffenen besser vermittelt werden können. Der Nachteil besteht darin, dass dabei nicht unbedingt ausschließlich die positiven Informationen kommuniziert werden. So kann der Austausch von Suizidideen durchaus eine suggestive Wirkung haben.

Auf jeden Fall darf ein spezifisches Setting nicht dazu führen, dass eine Konfrontation mit anderen Arten von Menschen und mit verschiedensten Aspekten der Realität unterbleibt. In sogenannten gemischten Settings besteht diese Gefahr nicht. Trotzdem kommt es gerade dort häufiger zu Entgleisungen. Denen liegen meistens zu große Unterschiede in den Bedürfnissen und Erwartungen zugrunde. So können Borderline-Kranke mit der Inaktivität und Zurückhaltung etwa depressiver Menschen oft nicht viel anfangen. Stärker noch kann die unterschiedliche Bewertung von Krisen zu Konflikten führen und eventuell zu einer Entgleisung der Situation beitragen. Die Erfahrungen mit gemischten Settings sind daher doch eher negativ. Borderline-Kranke werden dann häufig auf unterschiedliche Art ausgegrenzt oder auf eine besonders verwickelte Art hospitalisiert.

Ambulante Versorgung

Der Schwerpunkt der Therapie bei Borderline-Störungen liegt in der ambulanten Therapie, in der Beratung und in sozialer Unterstützung – das gilt insbesondere für den therapeutischen Einzelkontakt. Die Überwindung der Störung erfordert ein Wechselspiel von Reflexion und Erfahrungsbildung in einer zeitlichen Ausdehnung, die allein in einem ambulanten Setting zu gewährleisten ist. Auch der Aufbau eines stabilen Vertrauensverhältnisses zu den Helfern, die eine wesentliche Grundlage für Einstellungs- und Verhaltensänderung darstellt, ist eigentlich nur so denkbar. Gerade bei der Bearbeitung der Posttraumatischen Störung, die ja zunächst eine Phase der Stabilisierung erfordert, erscheint eine stabile ambulante Helferbeziehung unbedingt erforderlich. Leider jedoch fehlen in vielen Regionen hinreichende Voraussetzungen für eine ambulante Versorgung.

Für die ambulante Versorgung erscheint eine Kombination von Einzel- und Gruppenaktivitäten hilfreich. Gruppenaktivitäten eignen sich besonders für die übenden Verfahren und zur Bahnung und Förderung von Selbsthilfepotenzialen. Im Einzelkontakt kann der Umgang mit Beziehungen und die Korrektur der Wahrnehmung und Bewertung von Alltagssituationen angegangen werden.

Krisenmanagement

Eine wichtige Voraussetzung für ambulante Hilfe ist ein sorgfältig ausgehandeltes Krisenmanagement. Dies sollte zunächst der Gefahrenabwehr dienen, kann aber auch für die Eingrenzung therapiegefährdenden Verhaltens nützlich sein. Dazu gehören Vereinbarungen zum Umgang mit Suizidalität und selbstverletzendem Verhalten. Auch hier aber gilt: Die Eigenverantwortung der Betroffenen steht im Vordergrund. Ohnehin haben die Vereinbarungen zur Therapie einen hohen Stellenwert bei der ambulanten Behandlung. Kommt es zu gut ausgehandelten Vereinbarungen und sind damit die Grundlagen der Behandlung geklärt, so ist dies auch die Basis für eine stabile und fruchtbare Zusammenarbeit.

Oftmals fällt es ambulant arbeitenden Helfern schwer, die für die Hilfe notwendige Supervision zu bekommen. Ebenso ist der Austausch mit anderen Helfern nicht immer gewährleistet. Hier kann die Einrichtung lokaler Netzwerke durchaus hilfreich und sogar notwendig sein.

MERKE → **Bei der Betreuung von Borderline-Kranken ist eine ambulante Behandlung anzustreben. Im ambulanten Setting steht der Aufbau einer (langfristigen) vertrauensvollen und stabilen Beziehung im Mittelpunkt.**

Stationäre Versorgung

Borderline-Kranke werden in allgemeinpsychiatrischen Kliniken und Abteilungen, in psychiatrischen Tageskliniken, in psychosomatischen Fachkliniken und in Kliniken der Suchtkrankenhilfe stationär behandelt. Ein spezifisches Behandlungssetting ist noch nicht in allen Regionen vorhanden, auch wenn es schon seit geraumer Zeit Bemühungen gibt, spezifische stationäre Behandlungsangebote zu etablieren.

Stationäre Behandlungen sind durch ihre zeitliche Befristung grundsätzlich nicht geeignet, längerfristige und stabile therapeutische Bindungen aufzubauen. Vielmehr dienen stationäre Behandlungen der Krisenintervention, der Vorbereitung und Unterstützung einer längerfristigen ambulanten Behandlung, der Vermittlung eines Krankheits- und Therapiemodells sowie der Durchführung von übenden Verfahren (Fertigkeitstrainings etwa). Die Möglichkeiten und Grenzen stationärer Behandlung sollten sich in den Therapievereinbarungen wiederfinden. Unter Umständen kann eine von vornherein abgestimmte zeitliche Begrenzung hilfreich sein.

Gerade stationäre Behandlungssettings sind anfällig für Entgleisungen, wozu der eingeschränkte Umgang mit Verantwortung und der medizinische Rahmen beitragen. So finden Borderline-Kranke in stationären Settings einen Rahmen vor, der die Risiken von Selbstverletzungen minimiert. Die fatale Folge davon kann eine explosionsartige Zunahme von Selbstverletzungen sein. Folgenreich sind auch Eskalationen von subtilen Kontroll- und Machtkämpfen, die mitunter mit großer Verbissenheit auf beiden Seiten geführt werden und die eine hospitalisierende Wirkung haben. Die Konsequenzen solcher Eskalationen sind teilweise extreme Einschränkungen der Handlungsmöglichkeiten oder maßlose medikamentöse Behandlungsversuche. Besonders anfällig für solche Konstellationen sind geschlossene Kriseninterventionsstationen. Daher sollten Borderline-Kranke nur in Ausnahmefällen in einem solchen Setting behandelt werden.

Beim Umgang mit Borderline-Kranken kommt dem Team eine wesentliche Bedeutung zu. Die Teamentwicklung muss besonders sorgfältig beobachtet und gegebenenfalls supervidiert werden. → Teamarbeit, Seite 149

Die Vermittlung nachvollziehbarer Krankheits- und Therapiemodelle ist wichtig. Theoretisches Wissen und spezielle konzeptionelle Überlegungen bilden hierzu die Voraussetzungen.

Uneinheitlich ist der Umgang mit Posttraumatischen Belastungsstörungen. Zunächst bietet das stationäre Setting vielfältige Behandlungsmöglichkeiten und es sind verschiedene Zugangsmöglichkeiten zur Bewältigung der Traumatisierung realisierbar. Bei der Thematisierung des Traumas besteht jedoch immer die Gefahr der Retraumatisierung. Daher werden zunächst Stabilisierungsübungen vorgeschlagen, die den Betroffenen vor einer solchen Retraumatisierung schützen sollen. ← Traumabewältigung

Bei den zeitlichen Optionen einer stationären Behandlung ist es zweifelhaft, ob eine derartige Stabilisierung überhaupt erreicht werden kann. Zudem geht es bei der stationären Behandlung des Borderline-Syndroms im Rahmen der Krisenintervention in erster Linie um eine bessere Bewältigung der Gegenwart. Die Thematisierung vergangener Ereignisse kann den Umgang mit Gegenwartsproblemen jedoch erheblich erschweren. Daher ist es bei einer stationären Behandlung in jedem Fall abzuwägen, ob bereits eine tiefer gehende Thematisierung der Traumatisierung erfolgen oder auf später verschoben werden soll. Der Umgang damit ist Bestandteil der Therapievereinbarung.

MERKE → Stationäre Behandlungen dienen vorrangig der Krisenintervention, aber auch der intensiven Durchführung übender Verfahren (Skills-Training).

Einrichtungen der Rehabilitation

Borderline-Kranke fragen zunehmend Leistungen der Eingliederungshilfe und Rehabilitation nach oder werden von Therapeuten an entsprechende Angebote bzw. Einrichtungen vermittelt. Dort, etwa im Betreuten Wohnen oder in Wohneinrichtungen, stellen die Betroffenen die Helfer vor völlig neue Anforderungen, zumal sie Hilfen oft sehr »aktiv« einfordern. Beim Helfer werden Fragen nach einer hilfreichen Haltung diesen Klienten gegenüber und nach dem geeigneten Setting aufgeworfen. In vielerlei Hinsicht ist der Umgang mit Borderline-Kranken in diesen Zusammenhängen schwieriger als bei der ambulanten oder stationären Behandlung. Das hat verschiedene Gründe. Aktive Passivität, Seiten 65, 136

Zum einen sind insbesondere die Maßnahmen zur Eingliederungshilfe nur ungenau zeitlich bestimmt und Hilfestellung und Alltagsbewältigung sind eng ineinander verschränkt. Will der Helfer eine Art Rund-um-die-Uhr-Therapie vermeiden, muss er quasi zwei Umgangsstile entwickeln: einen therapeutischen und einen alltäglichen Zugang.

Zum anderen kommt hinzu, dass in solchen Einrichtungen Borderline-Kranke mit anderen Patientengruppen der psychosozialen Versorgung zusammenkommen, sodass die unterschiedlichen Interessen, Bedürfnisse und auch Verletzlichkeiten aufeinanderstoßen können. So kann es durchaus passieren, dass ein Borderline-Betroffener ein ganzes Wohnheim für psychisch Kranke in Atem hält. Die Entwicklung destruktiver Konflikte und damit individuelle Krisen sind möglich. Borderline-Kranken fällt es gelegentlich schwer, die Strukturen der Einrichtungen und die Einschränkungen der Autonomie durch strikte Regeln zu akzeptieren. Gelegentlich führt etwa der Missbrauch von Alkohol und Drogen zu Schwierigkeiten im Zusammenleben. Ohnehin: In komplementären Einrichtungen ist die Verantwortlichkeit der Helfenden ähnlich angelegt wie in stationären Einrichtungen. Dies kann zu Schwierigkeiten beim Krisenmanagement führen und sogar die Krise zum strukturierenden Element der Beziehung werden lassen.

Trotz dieser Risiken kann natürlich auch in Einrichtungen der Rehabilitation die Integration von Borderline-Kranken gelingen und eine Basis für eine positive Entwicklung gelegt werden. Die Helfer und die Institution

müssen sich aber zuvor mit dem Thema auseinandersetzen und konzeptionelle, programmatische Fragen und die Zielsetzung klären.
Auch hier gilt der Grundsatz, dass ambulante Angebote stationären vorzuziehen sind. Borderline-Kranke haben nur ausnahmsweise Einschränkungen der instrumentellen Kompetenz, die etwa eine Wohnheimunterbringung zwingend erforderlich machen. Die Unterbringung in einem Wohnheim steht ohnehin oft am Ende einer Kette des Scheiterns, und es besteht die Gefahr, dass auf die Einrichtungen und deren Mitarbeiter die damit verbundenen sozialen Verletzungen übertragen werden. Eine Ausnahme bilden zuweilen minderbegabte oder andersartig behinderte Borderline-Kranke.
Bei der Integration von Menschen mit Borderline-Syndrom in Rehabilitationseinrichtungen sind sorgfältig ausgehandelte Vereinbarungen besonders wichtig. Die Absprachen für Krisen sind hierbei ein unverzichtbares Element, ebenso Vereinbarungen zum Umgang mit freier Zeit. Viele Borderline-Kranke können schlecht allein sein, sind schnell gelangweilt und beschäftigen sich dann vermehrt mit destruktiven Impulsen. Das kann insbesondere an Wochenenden zu einem Problem werden. Vereinbarungen zu diesem Thema sollten immer von dem Prinzip der Autonomie und Eigenverantwortung ausgehen und vorbeugend angelegt sein. Der Umgang mit freier Zeit und dem Alleinsein ist ein wichtiges Lernziel.

→ **Sensationssuche, Seite 48**

Mit großer Sorgfalt sollte die Trennung von Therapie und Alltagsbewältigung bedacht werden. Für den Helfer kann hier eine angemessene Bescheidenheit von großem Vorteil sein, vor allem um Rollenkonflikte und Rollendiffusionen zu vermeiden. So kann eine rehabilitative Maßnahme auf drei Standbeinen stehen:

- den Zielen und Anforderungen der Rehabilitation,
- einer ambulanten (externen) Psychotherapie und
- einem ausgegliederten Fertigkeitstraining.

Bindeglied zwischen diesen Elementen ist das Wissen über den Charakter der Störung und der gegenseitige Respekt. Ordnend und klärend sind Hinweise, wo das jeweilige Anliegen vorgebracht und die aufgeworfene Fragestellung bearbeitet werden soll.

Wichtig ist außerdem eine inhaltliche Unterscheidung rehabilitativer von therapeutischen Fragestellungen. Dazu gehört auch die Betrachtung und Bearbeitung funktioneller Einschränkungen (siehe die Abbildung zu den Faktoren einer funktionellen Diagnostik) im Hinblick auf die Zielsetzung der rehabilitativen Anstrengungen. So können etwa bei der beruflichen Rehabilitation die Klärung der Motivation und die Förderung der interpersonellen Kompetenz im Vordergrund stehen.

ABBILDUNG 9 Faktoren der funktionellen Diagnostik

1. Motivation
Intentionalität, Volition
2. Selbstkonzept
Selbstbild, Selbstvertrauen, Selbstkontrolle etc.
3. Interpersonelle Kompetenz
Soziale Kompetenz, Kommunikationsfähigkeit, Verträglichkeit etc.
4. Instrumentelle Kompetenz
Aktivitäten des täglichen Lebens, psychomotorische Kompetenz etc.

Die Formulierung der Ziele rehabilitativer Maßnahmen ist dabei nicht immer einfach. Die Förderung der Autonomie, die Verbesserung der Lebensqualität oder eine höhere Lebenszufriedenheit (Kohärenzgefühl des salutogenetischen Modells) können hier genannt werden.

MERKE → Bei Eingliederungsmaßnahmen müssen therapeutische Maßnahmen und Anforderungsbewältigungen voneinander unterschieden werden.

Praktische Fragen im Umgang mit Borderline-Verhalten

Im letzten Teil dieses Buches sollen noch einige praktischen Fragen aufgeworfen und beantwortet werden, die im Umgang mit Borderline-Kranken häufig auftreten. Eine solche Auswahl kann natürlich nicht umfassend sein. Gleichwohl dient die Aufstellung der Reflexion, wie Wissen in der Praxis umgesetzt werden kann. Die Fragen sind auf das gesamte Spektrum der Hilfe bezogen: auf die Kontaktaufnahme, die laufende Beziehungsgestaltung und auf die Beendigung der Hilfe.

Der Anfang

Der erste Eindruck hat in einer zwischenmenschlichen Begegnung einen erheblichen Einfluss auf die weitere Beziehungsgestaltung. Viele Fragen sind zunächst ungeklärt, aber es existieren bereits Erwartungen (auch Vorurteile) und häufig sind (mehr oder weniger hilfreiche) Vorinformationen vorhanden. Die Gründe für den Kontakt und die dahinter liegenden Motive können sehr unterschiedlich sein. Unklar ist häufig, wer sonst noch an der Herstellung des Kontakts beteiligt war und welche Erwartungen andere an den Kontakt knüpfen. Auch der Helfer hat einen Kontext, der sein Handeln mitbestimmt. Außerdem steht dem Helfer nur ein bestimmtes Zeitbudget zur Verfügung.

Daraus können sich die im Folgenden wiedergegebenen Konstellationen ergeben. Am Ende werden jeweils zu den drei Stichworten Therapievereinbarung, Fertigkeiten, therapeutische Strategien konkrete Hinweise gegeben.

Bislang sind alle Therapieversuche gescheitert

Borderline-Kranke verfügen oft über Vorerfahrungen mit Therapie und Behandlungsmethoden. Gelegentlich entsteht sogar der Eindruck einer gewissen Professionalität im Umgang mit Helfern. Nicht selten wird dabei von negativen Erfahrungen berichtet und wird mit der neuen Hilfe eine hohe Erwartung verknüpft. Bei dem Helfer werden dabei zwiespältige Gefühle ausgelöst. Immerhin ist es schmeichelhaft, wenn mit der Hilfe hohe Erwartungen verknüpft werden – wir fühlen uns dann als kompetente Experten. Führen aber zu hohe Erwartungen nicht auch zu unerfüllbaren Verpflichtungen und sind die Erwartungen überhaupt noch realistisch? Waren vorherige Therapeuten wirklich so wenig kompetent oder wird auch über die gegenwärtige Hilfe später ähnlich Negatives erzählt?

Bei einer solchen Konstellation werden zwei Aspekte der Borderline-Störung deutlich: die Art und Weise, in Extrempositionen zu denken (Schwarz-Weiß-Denken), und die *aktive Passivität*, also die Tendenz, aktiv Hilfe anzufordern bei einer grundsätzlich passiven Herangehensweise an Probleme. → **Motivationaler Aspekt, Seiten 32, 85 f., 115**

Tatsächlich wird es natürlich auch positive Aspekte bei den vorausgegangen Hilfen gegeben haben, sodass es sinnvoll erscheint, nach den Gründen zu fragen, warum die bisherigen Hilfestellungen nicht ausreichend waren und warum es nicht gelungen ist, die Hilfe entsprechend den Anforderungen umzugestalten. Zuletzt ist zu klären, was der Betroffene selbst tun kann, damit der nächste Therapieversuch nicht ebenso scheitert. Mit solchen Hinweisen kann der Betroffene aufgefordert werden, die bisherigen Erfahrungen auszuwerten. Gleichzeitig können die Anstrengungen sowohl des Betroffenen als auch der Helfenden angemessen gewürdigt werden.

Vereinbarungen: Motivation und Zielsetzung

Fertigkeiten: Umgang mit Gefühlen, zwischenmenschliche Fähigkeiten

Strategien: Klärung, Validierung, Pro und Kontra

Diskrepanz zwischen persönlichem Eindruck und Vorinformationen

Zwischen dem ersten Eindruck vom Betroffenen und den Vorinformationen besteht gelegentlich eine enorme Diskrepanz. Die Betroffenen wirken meist viel zugänglicher und kompetenter, als es die Vorinformationen vermuten lassen. Auch hier kann die Reaktion des Helfers zwiespältig sein: Welchen Informationen soll er Glauben schenken? Handelt es sich möglicherweise um eine Täuschung? Soll man in scheinbarer Sicherheit gewogen werden?

Auch bei dieser Konstellation werden zwei charakteristische Aspekte der Borderline-Störung deutlich: einerseits die Tendenz der Betroffenen, unangenehmes und negatives Material auszublenden (Idealisierung), und andererseits die *scheinbare Kompetenz*, also der Umstand, dass die Kompetenz abhängig vom emotionalen Zustand starken Schwankungen unterworfen ist. → Kompetenz, Seiten 32, 89, 114, 134

Zunächst kann davon ausgegangen werden, dass der eigene Eindruck richtig ist und keine Täuschung. Gleichwohl kann der erste Eindruck selbstverständlich noch kein vollständiges Bild eines Menschen vermitteln. So ergeben sich daraus etwa keine Informationen, wie sich der Betroffene in Krisensituationen verhält. Es ist jedoch wichtig, auch hier nach den bisherigen Erfahrungen zu fragen, insbesondere nach den negativen Aspekten. Dies kann bereits eine Übung in der Frage der Offenheit sein, wenn man über die Vorinformationen spricht und den Betroffenen nach seiner Perspektive fragt. Der Helfer signalisiert damit, dass er sich (unerschrocken) auch den negativen Aspekten einer Geschichte zuwenden kann und offen dafür ist, etwas über Motiv und Beweggründe zu erfahren.

Vereinbarung: Umgang mit Krisen

Fertigkeiten: zwischenmenschliche Fähigkeiten, innere Achtsamkeit

Strategie: Klärung

Loyalitätskonflikte

Borderline-Kranke beurteilen gelegentlich auch dem Helfer bekannte Personen. Diese Beurteilungen sind in der Regel heikel, fußen aber oft auf sehr präzisen Wahrnehmungen. Die Reaktionen des Helfers darauf können sehr unterschiedlich ausfallen. Er kann dazu neigen, die andere Person innerlich zu verteidigen und den Betroffenen wegen seiner Urteile zu kritisieren, oder er kann sich in den eigenen Urteilen bestätigt fühlen und ein Gefühl der Schadenfreude oder Scham entwickeln.

Diese Konstellation verdeutlicht die Fähigkeit von Borderline-Kranken, bei anderen Menschen Widersprüche wahrzunehmen, sie aber nicht relativieren zu können.

Bewertungen anderer sind eigentlich nichts Ungewöhnliches, wobei sie nicht zum Verlust des Respekts führen dürfen, denn dann droht die Zerstörung der Beziehung. Aber welche Konsequenzen hat das Urteil für die Beziehungsgestaltung? Hat der Betroffene sein Urteil nutzen können? Sind im Rahmen der Beziehung auch die negativen Aspekte und Urteile angesprochen worden? Welche Auswirkungen hatten die Urteile für den Beurteilenden? Was kann es für die gegenwärtige Situation bedeuten, wenn eine solche Beurteilung angesprochen wird? Wird es dem Betroffenen gelingen, auch in der gegenwärtigen Helferbeziehung negative Aspekte anzusprechen?

All diese Fragen werden bei solchen Konstellationen aufgeworfen, und es ist von Vorteil, wenn der Helfer nicht nur sich, sondern auch dem Betroffenen diese Fragen stellt und damit eine *Klärung* herbeiführt.

Vereinbarung: Offenheit

Fertigkeiten: zwischenmenschliche Fähigkeiten

Strategie: Klärung

Der Betroffene wirkt bedrohlich und unsympathisch

Viele Borderline-Kranke vermitteln beispielsweise durch ihr Erscheinungsbild oder ihr Auftreten einen bedrohlichen und befremdlichen Eindruck. Auch können sie im Kontakt mürrisch, humorlos oder provozierend wirken. Der Helfer muss dann oftmals gegen eigene Widerstände bei der Beziehungsaufnahme kämpfen und Gefühle der Ablehnung oder auch der Angst kontrollieren.

Diese Konstellation weist auf die Auswirkungen der Borderline-Störung auf die soziale Kompetenz hin und ist ein Ausdruck der Impulsivität. Manchmal schützen sich Borderline-Kranke mit solchen Strategien vor allzu viel Nähe oder wollen von dem geringen Selbstvertrauen ablenken.

Eine helfende Beziehung wird von einer gemeinsam erarbeiteten Motivation getragen. Dazu gehören das Gefühl des Helfers, helfen zu können und zu wollen, und der Wunsch des Betroffenen, notwendige Veränderungen vorzunehmen. Die Klärung der Motivation kann dabei ein erster Schritt zur notwendigen Ernsthaftigkeit sein. Erst wenn die Erarbeitung dieser Motivation gelingt, lässt sich beurteilen, ob eine Beziehungsaufnahme zwischen Betroffenem und Helfer möglich sein wird.

→ **Negative therapeutische Reaktion, Seite 145**

Wenn der Helfer lediglich eine Projektionsfläche von Frustrationen und Enttäuschungen wird, dann bedeutet dies einen Missbrauch der Hilfe. Ist das Verhalten eines Betroffenen so angelegt, dass die Beziehungsaufnahme sogar behindert wird, wird eine Konfrontation notwendig. Im Rahmen dieser Konfrontation kann geklärt werden, welchen Zweck das Verhalten erfüllt. Diese Transparenz ermöglicht dann auch die Würdigung des Verhaltens.

Vereinbarung: therapiegefährdendes Verhalten

Fertigkeiten: Umgang mit Gefühlen, Stresstoleranz

Strategien: Konfrontation, Validierung

Die Beschäftigung mit der Traumatisierung

Eine Reihe von Borderline-Betroffenen wird im Rahmen der therapeutischen Auseinandersetzung auf eigene Traumatisierungen aufmerksam. Die Beschäftigung mit diesem Thema kann zwischenzeitlich eine zunehmende Rolle im Erleben einnehmen. Die Bearbeitung der Traumatisierung kann dann als einziges Mittel angesehen werden, Fortschritte zu erzielen. Dabei ist die Gefahr groß, dass auch der Helfer der »Faszination« des Traumas erliegt, zumal die Beschäftigung mit der Traumatisierung oftmals eine Unterteilung in Gut und Böse zulässt und damit eine Solidarisierung des Helfers mit dem Betroffenen (in der Regel ein Opfer) erleichtert.

Demgegenüber steht aber die Erfahrung, dass eine Beschäftigung mit einer Traumatisierung selbst retraumatisierend wirken kann. Hier gilt es vorzubeugen.

Diese Konstellation zeigt zunächst, dass Borderline-Kranke nicht nur Täter sind, wie sie zuweilen wahrgenommen werden, sondern auch Opfer und dass die immer wieder hervortretende Wut, der Hass und auch der Neid ihren Ausgangspunkt in Verletzungen hatten. Allerdings wird auch die Tendenz deutlich, möglichst eindeutige und eindimensionale Erklärungen zu finden, die vieles, aber noch längst nicht alles erklären und oft genug »entwicklungsfeindlich« sind.

Bei der Bewältigung der Borderline-Störung müssen viele Themen angesprochen werden. Am Anfang stehen die Therapievereinbarungen und die Klärung der Beziehung. Erst auf dieser Grundlage können andere Themen aufgegriffen werden. Dann sind Überlegungen notwendig, in welcher Reihenfolge und mit welchem Ziel die einzelnen Themen bearbeitet werden sollen und können. Zudem ist zu prüfen, ob der Kontext der Beziehung eine realistische Basis für die Bearbeitung gewisser Themen darstellt, und zwar insbesondere bei Traumatisierungen. Es ist legitim, wenn der Helfer darauf besteht, eine Reihenfolge einzuhalten, und ablehnt, sich unmittelbar um alle Themen intensiv zu kümmern, die dem Betroffenen wichtig erscheinen.

Vereinbarungen: Ziele und Motivation

Fertigkeit: innere Achtsamkeit

Strategien: kognitive Umstrukturierung, imaginative Verfahren

Unrealistische Forderungen

Borderline-Kranke können bereits am Anfang einer Therapie unrealistische Forderungen an die Helfenden stellen, etwa Gesprächstermine zu ungünstigen Zeiten fordern. Der Betroffene löst damit beim Helfer oft eine Ambivalenz aus und deutet schon mögliche Auseinandersetzungen an.

Diese Konstellation deutet auf die Tendenz von Borderline-Kranken hin, Beziehungen kontrollieren zu wollen, insbesondere die ängstigenden Aspekte der Beziehung. Gelingt die Kontrolle, bedeutet das zunächst eine Erleichterung, allerdings auf Kosten möglicher Fortschritte, denn bei der vollständigen Übernahme der Kontrolle könnten keine neuen Informationen mehr aufgenommen werden. Manchmal deuten Borderline-Kranke mit solchen Forderungen auch ihre Art des *therapiegefährdenden Verhaltens* an, denn bei einigen besteht die Neigung, sich über die Hilfe lächerlich zu machen und sich ihr damit eigentlich zu entziehen.

An dieser Stelle sollten Therapeuten auf jeden Fall an sich selbst denken. Der Aufbau einer kontinuierlichen und tragfähigen Beziehung wird nur dann gelingen, wenn Helfende ihre eigenen Potenziale und Grenzen realistisch einschätzen. Auch wenn der Wunsch nach schnellen Lösungen verständlich ist, wird sich die Hilfe vielleicht über einen langen Zeitraum erstrecken und allen Beteiligten viel abverlangen. Es gibt also gute Gründe dafür, sich am Anfang nicht zu verausgaben und mit den eigenen Kräften sorgsam umzugehen. Ansonsten ist es selbstverständlich legitim, wenn ein Betroffener klar sagt, welche Erwartungen er hat. Es ist ein Bestandteil der Vereinbarung, auf diese Erwartungen einzugehen und Lösungen zu finden.

Vereinbarung: therapiegefährdendes Verhalten

Fertigkeiten: Stresstoleranz, innere Achtsamkeit

Strategie: Konfrontation

Tabuisierung bestimmter Themen

Im Rahmen der Hilfe kommt es vor, dass wichtige Aspekte nicht offen angesprochen werden. So wird etwa eine Zunahme selbstverletzenden Verhaltens, ein wesentlicher Partnerschaftskonflikt oder anderes nicht erwähnt. Der Helfer tappt im Dunkeln oder erhält die Informationen durch Dritte und fühlt sich womöglich hintergangen und getäuscht.

Daran wird deutlich, dass Borderline-Kranke dazu neigen können, die therapeutische Beziehung ideal und harmonisch zu halten. Oft ist auch die Angst im Spiel, dass die helfende Beziehung bedroht sein könnte, wenn alle (negativen) Aspekte des eigenen Lebens angesprochen werden.

Zunächst ist es legitim, dass Betroffene auch gegenüber Helfern Geheimnisse haben. Nun können aber im Rahmen der Hilfe nur jene Themen bearbeitet werden, die auch offen angesprochen werden. Nur Offenheit erschließt Chancen zur Veränderung. Darauf sollte der Helfer im Rahmen der Therapievereinbarung hinweisen. Allerdings sollte auch der Helfer offen sein, etwa wenn er Informationen über Dritte erhalten hat, und sie thematisieren.

Vereinbarungen: Verantwortung, Offenheit

Fertigkeiten: bewusster Umgang mit Gefühlen, Stresstoleranz

Strategien: Klärung, Verhaltensanalyse

Im laufenden Therapieprozess

Auch wenn bei der Beziehungsaufnahme schon wesentliche Aspekte der Hilfe besprochen werden, folgen im weiteren Verlauf die Verhandlungen über die Therapievereinbarungen und schließlich die Bearbeitung einzelner Themen. Die Entwicklung und die Veränderungen erfolgen natürlich meistens nicht kontinuierlich. Oftmals sind es etwa Krisen, die den Übergang zwischen verschiedenen Phasen der Entwicklung kennzeichnen.

Mit Ressourcen haushalten

Borderline-Kranke haben keine großen Schwierigkeiten, aktiv Hilfe nachzufragen und auch den Helfer zu aktivieren. Dabei wird durchaus ausgedehnt auf die Ressourcen des Helfers zurückgegriffen und zuweilen der Bogen überspannt.

Auch diese Konstellation verweist auf das Phänomen der *aktiven Passivität.* Eine solche Situation stellt einen Hinweis dar, dass die Beziehung zum Helfer durch eine zunehmende Ambivalenz geprägt ist und die Beziehung deswegen immer wieder auf ihre Beständigkeit hin überprüft werden muss. Manchmal kann es dazu kommen, dass die Hilfebeziehung um ihrer selbst willen aufrechterhalten wird, beispielsweise weil die Schwierigkeiten mit dem Alleinsein dadurch kompensiert werden sollen. Natürlich kann eine solche Konstellation auch Schwierigkeiten und Konflikte des Helfers offenbaren, etwa auf unreflektierte Retterfantasien hinweisen.

Zunächst ist bei einer solchen Konstellation eine Supervision zur Klärung der Beziehungsaspekte hilfreich. Außerdem ist dies eine Gelegenheit, auf die Vereinbarungen zur Hilfe zurückzukommen und noch einmal die Grundlagen der Hilfe zu bedenken. Hier kann der erneute Hinweis auf die Eigenverantwortung sinnvoll sein.

Vereinbarung: Verantwortung

Fertigkeiten: bewusster Umgang mit Gefühlen, Stresstoleranz, zwischenmenschliche Fähigkeiten

Strategien: Klärung, Konfrontation

Pathologische Verhaltensweisen nehmen zu

Insbesondere bei stationären Behandlungen der Borderline-Störung kann es zu einer mitunter dramatischen Zunahme von pathologischen Verhaltensweisen kommen, sodass der Eindruck entsteht, die Therapie schade mehr, als sie nutze.

Diese Konstellation weist auf das Phänomen der »permanenten Krise« hin. Damit ist das verlangsamte Abklingen von Erregung gemeint, unter dem Borderline-Kranke zu leiden haben. In den sehr komplexen sozialen Strukturen etwa einer psychiatrischen Station gibt es mannigfaltige Anlässe, Erregung aufzubauen. Daraus kann sich eine regelrechte Erregungsspirale entwickeln. Die Gegenmaßnahmen fallen dann auf allen Seiten entsprechend massiv aus, was wiederum Anlass für einen erneuten Erregungsaufbau sein kann. Zudem ist etwa selbstverletzendes Verhalten in einem medizinischen Kontext risikoloser und wird leichtfertiger gezeigt. Diese Form der Eskalation ist zu allem Übel noch strukturell mit der psychosozialen Versorgung verbunden, denn auch hier herrscht oft eine Krisen- und Problemorientierung vor. Das Verhalten wird dadurch ungewollt durch die Art der Hilfe verstärkt. Bei einer solchen Konstellation ist außerdem zu bedenken, dass bei Erregungen die Auswertung von Situationen erschwert ist (»gehemmte Trauer«).

In einer solchen Situation ist es zunächst wichtig, innezuhalten und sich nochmals den Zweck der Hilfe vor Augen zu führen. Gibt es noch ein Ziel für die Hilfe und ist die Umsetzung auf beiden Seiten noch mit einer entsprechenden Motivation unterlegt? Wenn diese Fragen verneint werden müssen, kann das Einlegen einer Therapiepause ratsam sein. Jetzt kann es sich als sehr hilfreich erweisen, wenn am Anfang auf die Eigenverantwortung hingewiesen wurde.

Werden die Fragen jedoch bejaht, dann kann eine solche Konstellation als therapiegefährdendes Verhalten behandelt und mit entsprechenden Vereinbarungen verbunden werden. Das gegenseitige Einhalten dieser Vereinbarungen ist dann ein guter Maßstab für die Tragfähigkeit der Motivation.

Auch an dieser Stelle kann eine Supervision helfen, um den eigenen Beitrag zur Eskalation zu reflektieren.

Vereinbarung: Umgang mit Krisen und therapiegefährdendem Verhalten

Fertigkeit: Stresstoleranz

Strategien: Validierung, Verhaltensanalyse

Gegenseitige Vorwürfe und Schuldzuweisungen

Borderline-Kranke äußern sich gelegentlich kritisch über die Behandlung oder klagen darüber, dass die Hilfe noch zu keinerlei positiver Veränderung beigetragen habe. Solche Bemerkungen können beim Helfer Ärger hervorrufen, aber auch Hoffnungslosigkeit und Versagensängste induzieren. Besonders schwierig ist das, wenn dieser Kritik ein abrupter Wechsel in der Einstellung des Betroffenen vorangeht. Helfende versuchen sich dann oft zu rechtfertigen oder reagieren mit Gegenvorwürfen. Oftmals verbirgt sich hinter den Vorwürfen der Betroffenen der Wunsch nach Klärung der Beziehung. Eine solche Klärung, inklusive eines offenen Ansprechens von unangenehmen Emotionen, ist daher allemal sinnvoller als Gegenvorwürfe und Rechtfertigungen.

Eine solche Konstellation zeigt die Probleme von Borderline-Betroffenen, ausgewogene Beziehungen aufzubauen. Die negative therapeutische Reaktion resultiert dabei aus der ungewollten Kränkung des Betroffenen und dies wiederum aus der subjektiv wahrgenommenen Überlegenheit des Helfers. Möglich ist ebenso, dass sich der Helfer auf die Idealisierung durch den Betroffenen zu sehr eingelassen hat und damit von einer realistischen Selbsteinschätzung abgewichen ist.

Derartige Auseinandersetzungen sind immer auch ein Anzeichen, dass in der Helfer-Patient-Beziehung eine Veränderung ansteht. Daher ist auf das Anzeichen hinzuweisen und zu fragen, um welche Veränderungen es sich möglicherweise handeln könnte. So kann Unzufriedenheit zum Ausgangspunkt für Fortschritte werden.

Vereinbarungen: Motivation und Ziele, Offenheit, Verantwortung

Fertigkeiten: zwischenmenschliche Fähigkeiten

Strategien: Klärung, Validierung

Der Helfer verliert die Kontrolle

In Helfer-Patient-Beziehungen kann es so weit kommen, dass der Helfer weitgehend die Kontrolle über das Geschehen zu verlieren droht und den Eindruck gewinnt, nur noch auf die Aktivitäten des Betroffenen zu reagieren. Die Entwicklung von Unzufriedenheit ist die Folge. Es kann sich dann der Eindruck einstellen, bloß nichts Falsches sagen zu dürfen, um einer Katastrophe aus dem Weg zu gehen.

Bei solchen Konstellationen geht es ebenfalls um einen Kampf darum, wer die Kontrolle über die Beziehung hat. Übernimmt der Betroffene die Kontrolle vollständig, sind neuartige und korrigierende Erfahrungen nicht mehr möglich. Ausgangspunkt für die Kontrolle ist in der Regel Angst. Angst kann auch auf der Seite des Helfers eine Rolle spielen, etwa weil er bei traumatisierten Betroffenen fürchtet, in die Rolle des Täters gedrängt zu werden.

Zunächst ist die Fähigkeit, eine Beziehung zu kontrollieren, eine beachtliche Leistung. Überlegungen, welche Auswirkungen eine solche Kontrolle auf die Beziehung hat, ist Gegenstand einer *Klärung* oder sogar einer *Konfrontation.* Bei der Opfer-Täter-Problematik kann eine offene Thematisierung von Nutzen sein.

Vereinbarungen: Ziele und Motive

Fertigkeiten: zwischenmenschliche Fähigkeiten, innere Achtsamkeit

Strategien: Klärung, Konfrontation, Supervision

Der Betroffene kommt zu nahe

Borderline-Kranke können intensive Beziehungen eingehen und entwickeln entsprechende Wünsche. Helfer sind allerdings in professionellen Beziehungen auf Distanz angewiesen und sogar dazu verpflichtet. Nicht selten kommt es bei solchen Konstellationen zu regelrechten Grenzverletzungen, die übrigens durchaus von beiden Seiten ihren Ausgang nehmen können.

Die Konstellation kann einen subtilen Versuch darstellen, der helfenden Beziehung die Grundlage zu entziehen und andere Formen der Beziehung an die Stelle zu rücken. Die Helfer-Patient-Beziehung wird so über kurz oder lang zerstört. Gelegentlich dient eine solche Konstellation auch dazu, wichtige, gleichwohl unangenehme Themen zu vermeiden, oder sie stellt eine Variante der projektiven Identifizierung dar, bei der der Helfer in die Konflikte des Betroffenen einbezogen wird.

Zunächst ist es keineswegs ungewöhnlich, wenn Helfer und Betroffener Sympathie füreinander entwickeln und Aspekte des anderen angenehm oder sogar vorbildlich finden. Nicht jedes private Wort in einer therapeutischen Beziehung ist eine Grenzverletzung. Auch die Fähigkeit, sich anderen anzunähern oder sich sogar zu verlieben, ist an sich nicht problematisch. Das Problem einer solchen Konstellation liegt in der Gefahr für die Helfer-Patient-Beziehung überhaupt. So ist eine solche Annäherung eine verständliche Aktivität, nur leider am falschen Ort. Es ist günstig, diese beiden Aspekte anzusprechen und so zu einer Klärung der Beziehung beizutragen. Gegebenenfalls muss die helfende Person die therapeutische Rolle verlassen.

Vereinbarung: Offenheit

Fertigkeiten: zwischenmenschliche Fähigkeiten, innere Achtsamkeit

Strategien: Deutung, Erklärung

Wissen ersetzt Erfahrung nicht

Einigen Borderline-Kranken gelingt es, sich umfangreiches Wissen über die Störung und die Probleme anzueignen, haben jedoch erhebliche Schwierigkeiten, die daraus resultierenden Konsequenzen umzusetzen. Gelegentlich berichten Betroffene, dass sich vor allem die dazugehörigen Veränderungen im inneren Erleben nicht einstellen wollen.

Eine solche Konstellation kann ein Hinweis auf eine Traumatisierung sein, macht jedoch zunächst Schwierigkeiten bei der Wahrnehmung von Gefühlen deutlich, die als diffuse Spannung oder als Leere empfunden werden. Darüber hinaus können durch eine Intellektualisierung von Problemen die praktische Umsetzung und die konkreten Erfahrungen vernachlässigt werden. Bei einer anstehenden Veränderung gehören aber Erkennen und Handeln untrennbar zusammen.

In einer solchen Situation kann eine Konkretisierung helfen, verbunden mit einer konsequenten Hinwendung zum *Hier und Jetzt*. Zudem sollten die Erwartungen des Betroffenen nochmals einer kritischen Prüfung unterworfen werden. Vielleicht sind die erreichten Fortschritte nicht ausreichend gewürdigt worden.

Vereinbarungen: Ziele und Erwartungen

Fertigkeit: innere Achtsamkeit

Strategien: Validierung, dialektische Strategien

Alle Anregungen werden zurückgewiesen

Sehr häufig weisen Borderline-Kranke die Ratschläge von Helfern entschieden als ungeeignet zurück. Dies kann bei Helfern Ärger hervorrufen, aber auch verstärkte Anstrengung, um mit immer neuen Ratschlägen zum Erfolg zu kommen.

Diese Konstellation zeigt an, dass es bei der Hilfe für Borderline-Kranke nicht um Wahrheitsvermittlung geht, sondern um einen offeneren Umgang mit der Wahrnehmung. Deswegen sind Ratschläge nur selten wirksam, denn bei der »Wahrheitssuche« sind Borderline-Kranke anderen gelegentlich an Geschwindigkeit und Konsequenz überlegen.

Eine solche Konstellation macht nochmals deutlich, dass Erklärungen (Deutungen) erst dann erfolgreich angewendet werden können, wenn eine genügende Offenheit hergestellt worden ist. Zuvor ist es sinnvoller, auf diskrete Beobachtungen, auftretende Widersprüche und offene Fragen hinzuweisen.

Vereinbarungen: Motivation und Ziele, Verantwortung

Fertigkeiten: Umgang mit Gefühlen, innere Achtsamkeit

Strategien: dialektische Strategien

Teamaspekte

Einige Fragen im Rahmen der Borderline-Störung werden vorrangig in der Teamarbeit aufgeworfen, von denen einige dargestellt werden sollen.

Uneinigkeit über das Vorgehen

Borderline-Kranke decken durch ihr Verhalten häufig Unterschiede, latente Konflikte und Meinungsverschiedenheiten im Team auf. Oftmals geht es um die Frage, ob eher ein strenges oder nachsichtiges Reglement günstig ist, wie lange eine Hilfe gewährt werden soll, welche Chancen bei der Hilfe bestehen und Ähnliches.

Diese Konstellation, die oftmals leicht missverständlich als »Spaltung« bezeichnet wird, stellt in der Regel ein Spiegelbild der inneren Verfassung des Betroffenen dar und ist daher ein wichtiges Ausdrucksmittel der Störung. Es kann sich um eine Inszenierung eines Konflikts handeln. Die Offenlegung von Unterschieden im Team kann schmerzhaft sein, eine mühsam aufrechterhaltene Harmonie bedrohen und den Ruf nach einer einheitlichen Haltung (Wiederherstellung der Harmonie) laut werden lassen.

Unterschiede im Team sind eine Selbstverständlichkeit und stellen geradezu ein Potenzial dar. Wesentlich beim Umgang mit Borderline-Kranken ist die Fähigkeit der Teammitglieder, mit diesen Unterschieden umzugehen und auf der Grundlage von Achtung und Respekt zu von allen getragenen Regeln zu kommen.

Krisenhafte Zuspitzungen werden häufiger

Da das Team ein komplexes Geflecht von sozialen Beziehungen bildet, ist die Gefahr einer Eskalation potenziert. So ist es nicht verwunderlich, dass es beispielsweise bei stationären Behandlungen zu solchen Eskalationen kommt. Die Szene kann dann vollständig etwa durch selbstverletzendes Verhalten oder Suizidankündigung auf der einen Seite, Einschränkungen der Autonomie auf der anderen Seite geprägt sein.

Solche Konstellationen haben in der Regel die Merkmale einer permanenten Krise. Ist die Krise ebenfalls ein strukturierendes Element des Teams, kann es zu regelrechten strukturellen Kopplungen kommen. Solche Konstellationen zeichnen sich durch eine erhebliche Stabilität und Immunität gegenüber Veränderungen aus.

Die Lösung einer solchen Konstellation erfordert von den einzelnen Teammitgliedern ein sehr reflektiertes und überlegtes Vorgehen. Wichtig ist vor allem, dass die Aktivitäten nicht ausschließlich von der Krisenbewältigung bestimmt werden, sondern dass strukturierte und zielgerichtete Aktivitäten zunehmend an die Stelle der Krisenbewältigung rücken. Unabdingbar sind ein offener Dialog im Team, die Formulierung von angemessenen und realistischen Zielen, die Orientierung an möglichst konkreten Ansatzpunkten sowie Supervision.

Die Helferlandschaft wird unübersichtlich

Eine Folge der Ausdifferenzierung des psychosozialen Versorgungsnetzes ist, dass oftmals mehrere Helferinnen und Helfer mit einem Betroffenen arbeiten. Da Borderline-Erkrankte aktiv Hilfe nachfragen, kann sich die Zahl der Helfer schnell so erhöhen, dass allen Beteiligten die Übersicht verloren geht. Bei einem derartig komplexen Netz ist die Koordination und Kooperation nicht einfach, sodass innerhalb der Hilfe die Struktur zerbricht. Eine Klärung wird schwierig, weil verschiedene Einflussfaktoren wirksam sind.

Eine solche Konstellation weist auf das grundsätzliche Spannungsfeld zwischen Fokussierung und Erweiterung hin. Selbstverständlich ist zur Lösung der Borderline-Problematik eine Konzentration auf die Schwierigkeiten unabdingbar. Allerdings müssen auch Anregungen von außen hinzukommen, um jeweils neue Aspekte bei der Überwindung der Probleme integrieren zu können.

Die Lösung des Problems der Unübersichtlichkeit lässt sich daher nur dialektisch lösen. Dazu muss aber ein Mindestmaß an Regeln bei der Kooperation vereinbart und eingehalten werden (Helferkonferenz). Die Regeln haben hier den Sinn, die Interessen des gerade nicht Anwesenden zu schützen. Eine Regel betrifft beispielsweise den Umgang mit intimen Informationen.

Am Ende: offene Fragen

Die Hilfe bei der Borderline-Störung ist ein zeitlich begrenzter Prozess. Daher ist es wichtig, auch vom Ende zu reden und die Fragen aufzuwerfen, die mit dem Ende der Hilfe verbunden sind. Steht am Ende des Prozesses die Heilung bzw. die erfolgreiche Bewältigung? Und was macht Heilung aus? Oder ist das Ende der Hilfe nur eine Zäsur, eine Art Meilenstein? Gibt es am Ende einer Behandlung Klarheit oder ist das Ende eine Weggabelung, die neue Richtungsentscheidungen erfordert? Was geschieht mit der Helfer-Patient-Beziehung am Ende? Wie kommt überhaupt die Entscheidung über das Ende zustande? Wie kann denn vermieden werden, dass der richtige Zeitpunkt für das Ende verpasst wird? Was ist eigentlich das Ende einer Behandlung?

Vielleicht ist es mit der Beendigung einer therapeutischen Beziehung wie mit dem Lesen eines Buches: Entweder wenden sich die Lesenden nach der Lektüre (der Begegnung) ab und nehmen Abstand davon, sich weiter mit dem Inhalt zu beschäftigen (weichen also den Borderline-Erkrankten zukünftig aus). Oder es ist Neugier geweckt und der Wunsch verstärkt worden, in der Praxis weitere Erfahrungen zu machen, sich häufiger auf die Menschen mit einer Borderline-Persönlichkeitsstörung einzulassen.

Einen Schrecken bekäme ich dann, wenn die Lesenden am Ende zu dem Ergebnis kämen, jetzt alles über Borderline zu wissen.

Glossar

Abwehrmechanismen: Der Begriff stammt aus der Psychoanalyse und meint einen natürlichen Mechanismus der Psyche, ungünstig erscheinende Erinnerungen, Gedanken, Konflikte und Gefühle aus dem Bewusstsein fernzuhalten. Beim Mechanismus »Spaltung« findet keine Integration der unterschiedlichen Perspektiven statt. Damit wird die Sicht auf die anderen Seiten eines Konflikts verweigert.

Affektlogik: Verweist auf die sehr enge Verbindung von Gedanken und Gefühlen, was einen zentralen Ausgangspunkt der → Kognitionspsychologie darstellt. Gedanken und Gefühle beeinflussen sich dabei gegenseitig (zirkulärer Prozess). Diese kognitiv-affektiven Muster erlauben es dem Menschen später, auf ähnliche Situationen schnell und effektiv zu reagieren. Allerdings können diese Muster auch die Bandbreite der Reaktionen einengen, was bei der Entwicklung seelischer Krankheiten häufig der Fall ist.

Agieren: Dieser psychoanalytische Begriff bezeichnet ein Verhalten, das einen inneren Konflikt andeutet, der jedoch noch nicht bewusstseinsfähig ist. Die Gründe für das Verhalten bleiben deswegen dem Betroffenen zunächst verborgen.

Ambivalenz: Ambivalenz bezeichnet die Zwiespältigkeit von Gefühlen und Gedanken. Dabei kann es sich um die Bewertung einer bestimmten Situation, einer Sache oder einer Person handeln. Die Schwierigkeiten im Umgang mit Ambivalenz stellen ein zentrales Element der Borderline-Störung dar.

Compliance: Hiermit ist der Grad der Bereitschaft eines Patienten gemeint, bei der Behandlung zu kooperieren und den Vorschlägen des Therapeuten zu folgen. Die Wirkung der therapeutischen Beziehung ist allerdings zu komplex, um sie auf die Anpassungsbereitschaft des jeweiligen Patienten zu reduzieren. So können beispielsweise gerade Konflikte zwischen Betroffenem und Therapeut Ausgangspunkt für eine positive Veränderung darstellen. Der Therapeut sollte davon ausgehen, dass Borderline-Kranke oft kritisch und skeptisch auf einzelne Elemente der Therapie reagieren.

Deutung: Die Deutung ist eine zentrale Technik der Psychoanalyse. Die Deutung führt im günstigsten Fall zur Katharsis, also einer tieferen Einsicht in die Dynamik seelischer Vorgänge.

Dialektisch-behaviorale Therapie (DBT): Ein von M. Linehan vorgelegtes manualisiertes Programm zur Behandlung der Borderline-Störung. Das Therapieprogramm widmet sich in erster Linie der → emotionalen Instabilität. Es handelte sich ursprünglich um ein ambulantes Behandlungsprogramm. Mittlerweile sind aber auch Varianten für die stationäre Therapie entwickelt.

Dissoziation: Hierunter werden Wahrnehmungsphänomene verstanden, die im Zustand gesteigerter emotionaler Belastung auftreten können. Von den Betroffenen wird dieser Zustand als »fremd« wahrgenommen, Eindrücke wie in Trance werden beschrieben bis hin zu Entstehung illusionärer Verkennungen. Die Dissoziation dient der Seele, sich von starken Emotionen zu distanzieren. Sie ist damit ein Schutzmechanismus, der auch bei seelisch Gesunden in Extremsituationen auftreten kann. Bei Borderline-Kranken führt das Auftreten von Dissoziationen gelegentlich zu Schwierigkeiten bei der Realitätsverarbeitung.

Emotionale Instabilität: Die ICD sagt: eine deutliche Tendenz, impulsiv zu handeln ohne Berücksichtigung von Konsequenzen und mit wechselnder Stimmung. Dieses Verhalten wird leicht ausgelöst, wenn impulsive Handlungen von anderen kritisiert oder behindert werden.

Empathie: Die Fähigkeit, sich in die Situation und emotionale Lage eines anderen hineinzuversetzen und ihn und sein Verhalten auf diese Weise zu verstehen. Empathie ist eine zentrale Voraussetzung für die → Validierung.

Gegenübertragung: Von einer Gegenübertragung spricht man, wenn der durch eigene unbewusste Bedürfnisse und ungelöste Konflikte motivierte Therapeut konkret Anlass für die ihm vom Patienten entgegengebrachten Gefühle gibt.

Imagination, imaginative Verfahren: Die Fähigkeit des Menschen zur Symbolisierung, also zum bildhaften Denken im Rahmen der menschlichen Einbildungskraft, wird schon lange therapeutisch genutzt, um etwa bestimmte emotional bedeutsame Erinnerungen zu reaktivieren. Derartige imaginative Verfahren werden oft in Kombination mit Techniken eingesetzt, bei denen eine Art Trance erzeugt wird. Damit sind Zustände gemeint, bei der die bewusste Kontrolle der Wahrnehmung mehr oder weniger ausgeschaltet ist.

Impuls, Impulsivität: Als Impuls können alle gedanklichen und emotionalen inneren Regungen verstanden werden, die annähernd die Wahrnehmungsschranke erreichen und die eine ungehemmte Reaktion anregen. Impulsivität ist also eine Tendenz, schnell und ungeprüft auf innere Impulse zu reagieren.

Kognition: Umschreibt alle mit dem Erkennen und Steuern von Handlungen zusammenhängenden Vorgänge wie Wahrnehmung, Gedächtnis, Aufmerksamkeit und Denken. Aufgrund der emotionalen Instabilität neigen Borderline-Kranke zu kognitiven Einseitigkeiten, Fehlinterpretationen und Wahrnehmungsverzerrungen.

Konditionierung: Ist eine Form des Lernens, bei der die Bahnung eines Verhaltens im Vordergrund steht. Bei der klassischen Konditionierung wird der Lerninhalt in einem Symbol oder Signal repräsentiert, sodass im Verlauf allein das Signal ausreicht, um eine bestimmte Reaktion hervorzurufen. Beim operanten Konditionieren wird eine Reaktion positiv oder negativ verstärkt (durch einen Verstärker, beispielsweise Belohnung) und damit wahrscheinlicher oder unwahrscheinlicher gemacht.

Konfrontation: Ein von O. F. Kernberg in die Behandlung der Borderline-Störung eingeführter Begriff. Gemeint sind Darstellungen von Gegensätzen und Widersprüchen mit dem Ziel der Klärung.

Kontrollüberzeugung: Eine psychologische Konzeption, bei der es um einen Aspekt der Bewältigung geht. Gemeint ist dabei die Art der Selbstwirksamkeit. Wird hingegen vor allem die Abhängigkeit von äußeren Faktoren gesehen und betont, wird von einer externen Kontrollüberzeugung gesprochen. Wird die Bewältigung einer Situation in erster Linie auf die eigenen Aktionen zurückgeführt, handelt es sich um eine interne Kontrollüberzeugung – genau dies ist bei Borderline-Kranken oft nicht der Fall.

Mentalisierung: Fähigkeit, Gefühle formulieren zu können und mit anderen über sie zu reden.

Narzissmus: Der Begriff wird in unterschiedlicher Bedeutung verwendet und meint in der Regel das Verhältnis eines Menschen zu sich selbst. Ein positives Verhältnis zur eigenen Person ist eine unabdingbare Voraussetzung für die Entwicklung einer → sozialen Kompetenz. Bei einer narzisstischen Störung ist demnach das Verhältnis zum Selbst gestört und damit auch sekundär die soziale Kompetenz. Andere Menschen können dann dazu herangezogen werden, einen nicht ausreichend vorhandenen Selbstwert auszugleichen. In einer solchen Interaktion kann sich beim Gegenüber das Gefühl einstellen, manipuliert und missbraucht zu werden.

Negative therapeutische Reaktion: Bei der negativen therapeutischen Reaktion wird das Verhältnis des Patienten zum Therapeuten durch Neidgefühle bestimmt. Der Therapeut muss deswegen bekämpft oder gekränkt werden, um den aus dem Neidgefühl resultierenden Schmerz zu mildern. Bei Borderline-Kranken resultiert eine negative therapeutische Reaktion aus dem zerbrechlichen und vornehmlich negativen Selbstbild.

Neurotizismus: Bezeichnung für eine emotionale Labilität, die den Menschen dafür anfällig macht, bei sehr großer Belastung neurotische Symptome zu entwickeln. Als typische Merkmale werden Ängstlichkeit, Unzufriedenheit, Neigung zu übermäßiger Besorgnis sowie erhöhte Neigung zu psychophysiologischen Störungen genannt.

Objektbeziehungstheorie: Ein theoretischer Zweig der Psychoanalyse, bei der es in erster Linie um die Mechanismen der Selbst- und Objektbildung geht. Mit Objekten sind dabei nicht alleine die konkreten Objekte gemeint, etwa die Eltern, sondern auch die Bilder dieser Objekte, wie sie sich in der Erinnerung darstellen.

Operationalisierte Diagnostik: Unter operationalisierter Diagnostik werden Klassifikationen von Krankheiten verstanden, die sich an Kriterien orientieren und nicht mehr an »typischen« Krankheitsbildern. Bei der operationalisierten Diagnostik wird daher nur noch eine bestimmte Symptomatik als Voraussetzung für eine Diagnose bestimmt (DSM-IV und ICD-10). Aussagen über Ursache und Verlauf der Erkrankung unterbleiben in der Regel.

Posttraumatische Belastungsstörung (PTBS): Eine Variante der Anpassungs- und Belastungsstörungen; bezeichnet in erster Linie die langfristigen Folgen des Erlebens von katastrophalen Ereignissen. Die Borderline-Störung kann mit einer PTBS gekoppelt sein. Davon abzugrenzen sind jedoch die Folgen von längerfristig einwirkenden ungünstigen Entwicklungsbedingungen, die ebenso schädigend sein können. Ein typisches Merkmal der PTBS ist das wiederholte Erleben des Traumas in sich aufdrängenden Erinnerungen (Flashbacks) oder in Träumen.

Projektive Identifizierung: In der Psychoanalyse ein »primitiver« → Abwehrmechanismus, bei dem ein ungelöster affektiver Konflikt spiegelbildlich im Gegenüber ausgelöst wird (etwa Unruhe, Angst, Ärger, Ambivalenz). Die projektive Identifizierung dient dabei der eigenen Entlastung (Containing) und stellt einen Versuch dar, den Helfer bei der Lösung des Konfliktes zu beteiligen (Lernen am Modell). Die projektive Identifizierung erklärt die mitunter ausgesprochen emotional gefärbte Reaktion von Helfern auf Borderline-Kranke.

Ressource: In der Psychologie werden unter »Ressourcen« Eigenschaften verstanden, auf die ein Mensch bei der Bewältigung zurückgreifen kann. Ob eine Eigenschaft eine Ressource darstellt oder nicht ist dabei wesentlich von der Aufgabe abhängig, die bewältigt werden soll. Daher ist nicht alleine das Vorhandensein einer Eigenschaft wichtig, sondern auch die Auswahl geeigneter Strategien, um ein Problem zu lösen.

Soziale Kompetenz: Die Konzeption der sozialen Kompetenz resultiert aus den interaktionellen und kommunikativen Theorien in der Psychologie.

Die soziale Kompetenz setzt sich aus zwei Aspekten zusammen: der Fähigkeit, die eigenen Interessen und Bedürfnisse zu verdeutlichen und umzusetzen, und der Bereitschaft, auf die Interessen und Bedürfnisse anderer Rücksicht zu nehmen.

Stress: Das Stressmodell ist eines der bedeutsamsten psychologischen Konstrukte. Stress ist dabei nicht einfach nur Belastung, sondern resultiert aus dem Wechselspiel von Belastung und Bewältigung (innerer und äußerer Faktor).

Systemtheorie, systemische Therapie: Bei der Systemtheorie wird das Zusammenspiel (Interaktion) von Teilelementen in einem Ganzen betrachtet. Schwerpunkt der Systemtheorie sind daher Betrachtungen von Regulationen und von Kommunikation. Die systemische Therapie betrachtet die Kontextabhängigkeit von Verhalten.

Trauma, Traumatisierung: Ein Trauma ist eine einmalige, intensive, überwältigende und desorganisierende Erfahrung bzw. ein Erleben, das von der Psyche nicht verarbeitet werden kann. Unter Traumatisierung werden langfristige Folgen eines Traumas gefasst, etwa im Sinne einer → Posttraumatischen Belastungsstörung. Traumatisierungen können das Erleben eines Menschen nachhaltig beeinflussen (etwa bei der Sexualität) und damit dauerhaft stören.

Übertragung: Im therapeutischen Kontakt entwickeln Betroffene regelmäßig Fantasien über den Helfer, die möglicherweise mit dessen Realität nicht übereinstimmen. Diese Verbindung wird Übertragung genannt (→ Gegenübertragung).

Validierung: Meint zunächst die Herstellung von Gültigkeit. Die Validierung in der Therapie meint eine Strukturierung entlang der Bedeutung, die einer Eigenschaft oder einem Verhalten gegeben wird. Dazu dient etwa die Erarbeitung eines gemeinsamen Krankheits- und Problemverständnisses. Ein Aspekt einer solchen Validierung ist die Würdigung des subjektiven Standpunktes eines betroffenen Menschen.

Ausgewählte Literatur

Fachbücher

Bohus, M. (2002): Borderline-Persönlichkeitsstörung. Göttingen u. a.

Fonagy, P.; Gergely, G.; Jurist, E. L. u. a. (2006): Affektregulierung, Mentalisierung und die Entwicklung des Selbst. Stuttgart.

Grawe, K. (1998): Psychologische Therapie. Göttingen.

Grawe, K. (2004): Neuropsychotherapie. Göttingen.

Kernberg, O. F. (2008): Psychodynamische Therapie bei Borderline-Patienten. Bern u. a.

Kernberg, O. F. ; Dulz, B.; Sachsse, U. (2000): Handbuch der Borderline-Störungen. Stuttgart.

Reddemann, L. (2007): Imagination als heilsame Kraft. Zur Behandlung von Traumafolgen mit ressourcenorientierten Verfahren. Stuttgart.

Rohde-Dachser, C. (2004): Das Borderline-Syndrom. Bern u. a.

Sachsse, U. (2002): Selbstverletzendes Verhalten. Göttingen.

Smith, M. (2009): Hilfen für Menschen mit selbstverletzendem Verhalten. Arbeitsbuch. Bonn.

Young, J. E. u. a. (2008): Schematherapie. Ein praxisorientiertes Handbuch. Paderborn.

Manuale

Bateman, A.; Fonagy, P. (2008): Psychotherapie der Borderline-Persönlichkeitsstörung. Gießen.

Blum, N.; Bartels, N. F.; John, D. S. u. a. (2009): STEPPS bei Borderline. Emotionale Krisen bewältigen, Probleme lösen, Alltag gestalten, Beziehungen aufbauen. Bonn.

Buchheim, P.; Dammann, G. (2007): Psychotherapie der Borderline-Störungent. Stuttgart.

Caligor, E.; Kernberg, O. F.; Clarkin, J. F. (2008): Übertragungsfokussierte Psychotherapie bei neurotischer Persönlichkeitsstruktur. Stuttgart.

Linehan, M. M. (1996): Dialektisch-Behaviorale Therapie der Borderline-Persönlichkeitstörung. München.

Linehan, M. M. (1996): Trainingsmanual zur Dialektisch-Behavioralen Therapie der Borderline-Persönlichkeitsstörung. München.

Ratgeber

Knuf, A. (Hg.) (2007): Leben auf der Grenze. Erfahrungen mit Borderline. Bonn.

Knuf, A. (Hg.) (2009): Gesundung ist möglich! Borderline-Betroffene berichten. Bonn.

Knuf, A.; Tilly, C. (2009): Borderline. Das Selbsthilfebuch. Bonn.

Kreger, R.; Mason, P. T. (2008): Schluss mit dem Eiertanz. Ein Ratgeber für Angehörige von Menschen mit Borderline. Bonn.

Kreisman, J. J.; Straus, H. (2005): Ich hasse dich, verlass mich nicht. Die schwarzweiße Welt der Borderline-Persönlichkeit. München.

Rahn, E. (2008): Borderline. Ein Ratgeber für Betroffene und Angehörige. Bonn.

Sender, I. (2000): Ratgeber Borderline-Syndrom. Wissenswertes für Betroffene und Angehörige. München.

Internet

Die hier aufgeführten Internetseiten geben hilfreiche Informationen. Einige erleichtern ein erstes Verständnis der Störung, andere bieten auch tiefergehende Informationen.

www.bddrecovery.com

www.borderline-angehoerige.de

www.borderline-anonymous.de

www.borderline-community.de

www.borderline-netzwerk.info

www.borderline-plattform.de

www.borderline-selbsthilfe.de

www.borderlinetrialog.de

www.grenzposten.de

www.psychiatrie.de

www.versteckte-scham.de